知っておきたい薬剤耐性(AMR)のはなし

まだ変えられる！

くすりがきかない未来

国立国際医療研究センター
国際感染症センター　総合感染症科／
ＡＭＲ臨床リファレンスセンター
著
石金 正裕
うえたに夫婦

南山堂

はじめに

　いきなりですが、医療従事者であれば抗生物質を出したことはありますか？　一般の方(患者)であれば抗生物質を飲んだことはありますか？抗生物質を出した時、もしくは飲んだ時に、本当にこの抗生物質が必要であるか、考えたことはありますか？　特に、風邪に対して抗生物質を出したり、飲んだ経験はないでしょうか？

　最近、「薬剤耐性」という言葉を新聞やインターネットのニュースで見かける機会が増えてきました。「薬剤耐性」は、読んで字のごとく、薬に耐性がある、つまり薬が効かなくなることを意味します。薬といってもたくさん種類がありますが、特に、抗生物質が細菌に効かなくなることが問題となっています。抗生物質が効かない薬剤耐性菌（耐性菌）が世界中の問題となっており、イギリスのグループの推定によると、このまま何の対策も行わず、耐性菌が増加してしまうと仮定すると、２０５０年には世界における耐性菌による死亡は、がんによる死亡者の数を超えて、約１０００万人にも及ぶと考えられています（２０１３年の耐性菌による死亡者の数は約70万人）。

さて、どのようにして耐性菌により死亡者がでてしまうのでしょうか。抗生物質が効かない細菌が直接、肺炎や膀胱炎を起こしてしまい、亡くなってしまう可能性があります。さらには、細菌とは直接関係ない病気でも薬剤耐性が問題となることがあります。例えば、大腸がんの治療をするとします。手術をして大腸がんを取り除くことが大事な治療の一つですが、手術後に感染症が起こることがあります。そんなとき現在であれば、抗生物質で感染症を治療することは可能です。しかし、抗生物質がまったく効かない細菌が原因の感染症を起こしてしまうと、大腸がんは手術で取り除いたけれども術後の感染症で亡くなってしまう可能性があります。さらに、このような状況になってしまうと術後の感染症を心配して、場合によっては手術を行わないという選択肢をとるかもしれません。その場合、抗がん薬などで治療を行いますが、やはりがんを取り除いていないので大腸がんが原因で亡くなってしまう可能性もあります。このように薬剤耐性は、直接的だけでなく間接的にも問題となってしまいます。

これまでにも薬剤耐性に関する良書はたくさん出ています。今回は、より多くの医療従事者や一般の方に薬剤耐性について考えてもらいたいと考え、プロの感染症の専門医師と、プロのイラストレーターが協力して、漫画をつかって薬剤耐性について説明することを考えました。これは、世界で初めての試みです。本書を読み終えると、薬剤耐性についての理解が深まります。さらに、抗生物質が必要な状況と必要ではない状況がわかるはずです。

抗生物質が効かない未来を変えることができるかどうかは、一人ひとりの行動に手にかかっています。本書が未来を変えるきっかけとなることを願っています。

読者のみなさんにお願いがあります。この本を読み終わったら、未来のために行動に移してください。そして、ご自身に問いかけてみてください。

「その抗生物質は必要ですか？」

令和元年7月吉日、初夏香る新宿にて

国立国際医療研究センター　国際感染症センター
総合感染症科／ＡＭＲ臨床リファレンスセンター
石金　正裕

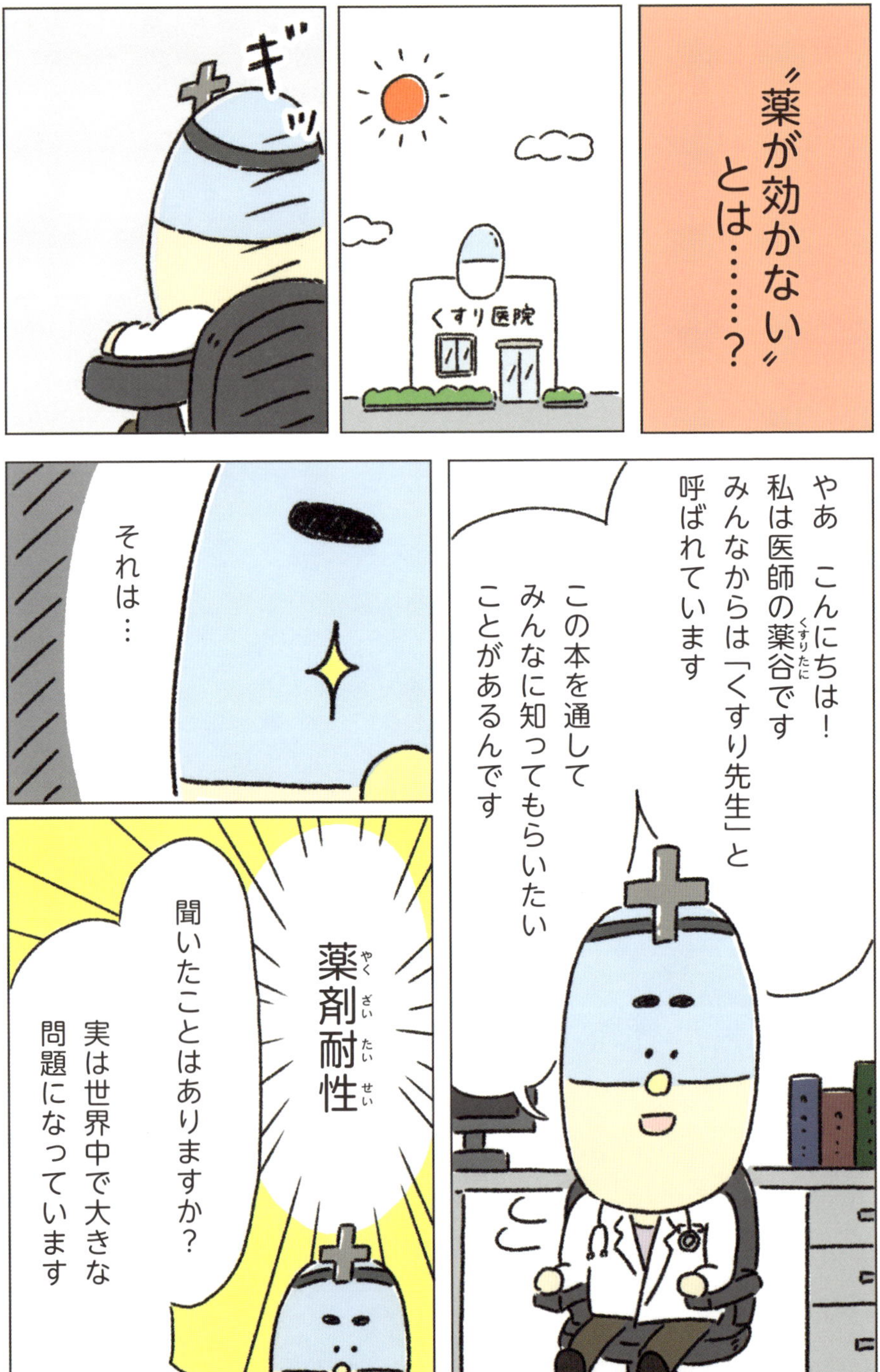
〝薬が効かない〟とは……?
くすり医院
ギッ
やあ こんにちは!
私は医師の薬谷《くすりたに》です
みんなからは「くすり先生」と
呼ばれています
この本を通して
みんなに知ってもらいたい
ことがあるんです
それは…
薬《やく》剤《ざい》耐《たい》性《せい》
聞いたことはありますか?
実は世界中で大きな
問題になっています

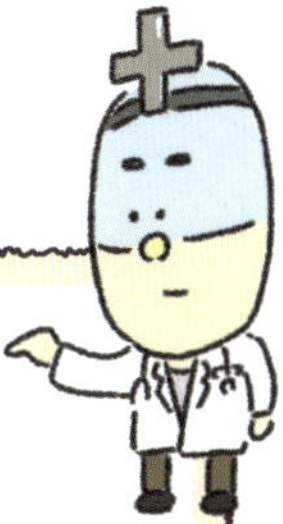

薬《やく》剤《ざい》耐《たい》性《せい》とは

すごーくカンタンに言うと…

薬が効かなくなること！

▶ 厳密には「抗生物質《こうせいぶっしつ》」※が効かなくなるということ

なぜ？

抗生物質《こうせいぶっしつ》の使い過ぎなど（不適切な使用）によって薬剤耐性菌《やくざいたいせいきん》（薬に強い菌）が出現してしまったから

悪化すると…

感染症《かんせんしょう》の治療や予防が困難になり、2050年には薬剤耐性によって世界で年間1000万人が死亡するという試算もある…

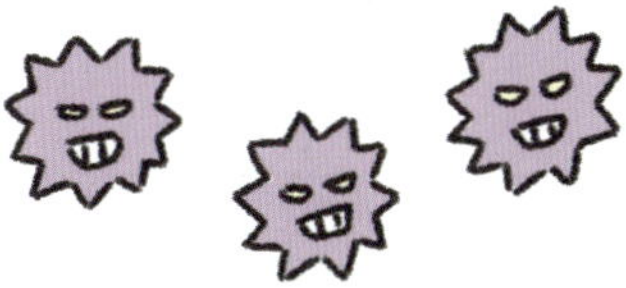

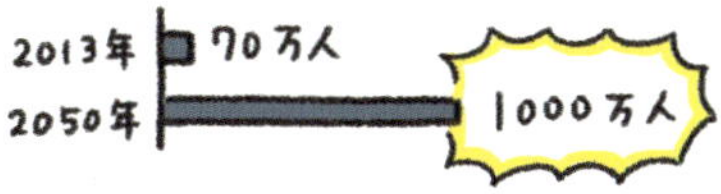
2013年
70万人
2050年
1000万人

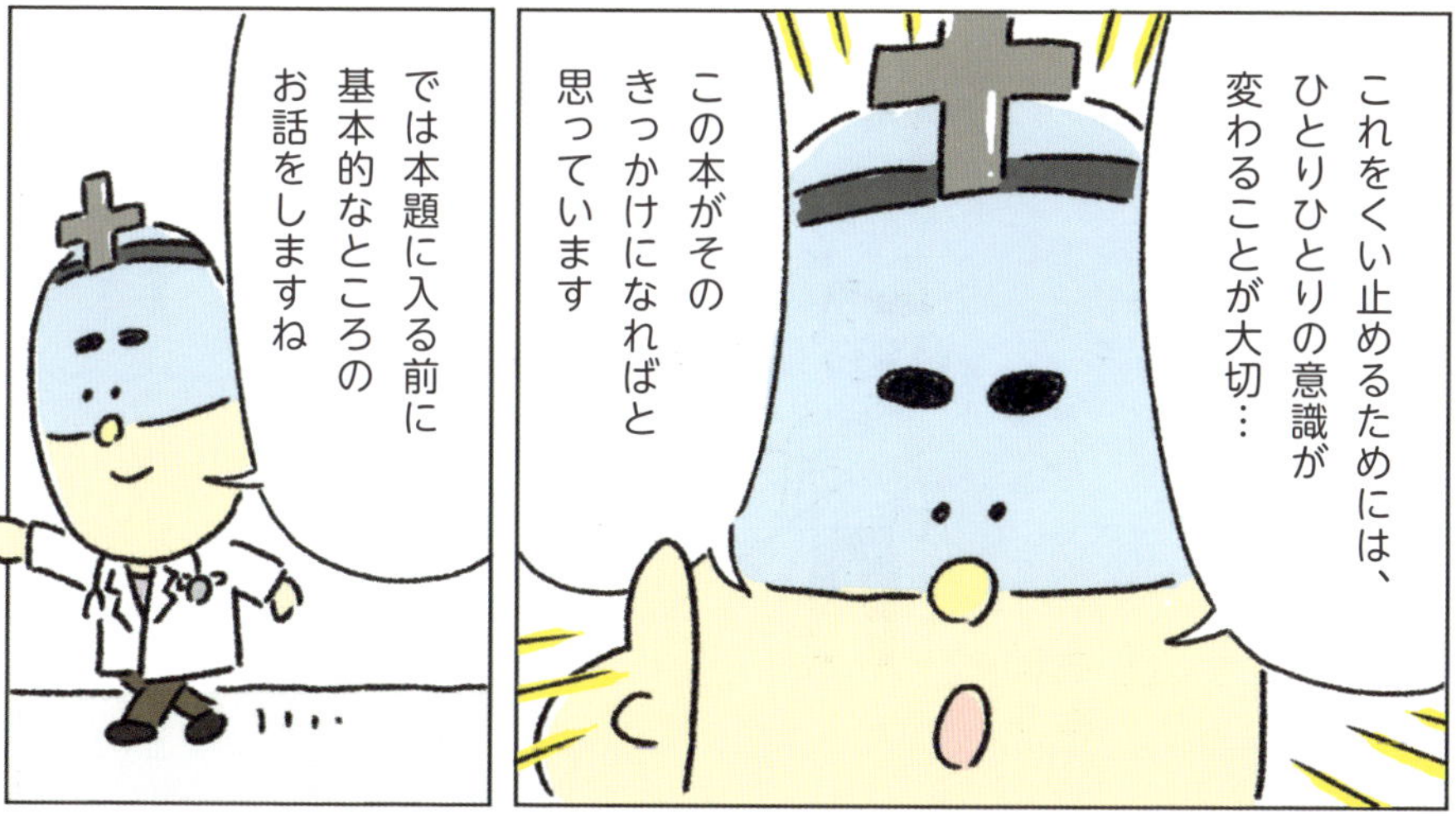
これをくい止めるためには、ひとりひとりの意識が変わることが大切…
この本がそのきっかけになればと思っています
では本題に入る前に基本的なところのお話をしますね

※正確には「抗菌薬」ですが、本書ではわかりやすくするため「抗生物質」という表現に統一します

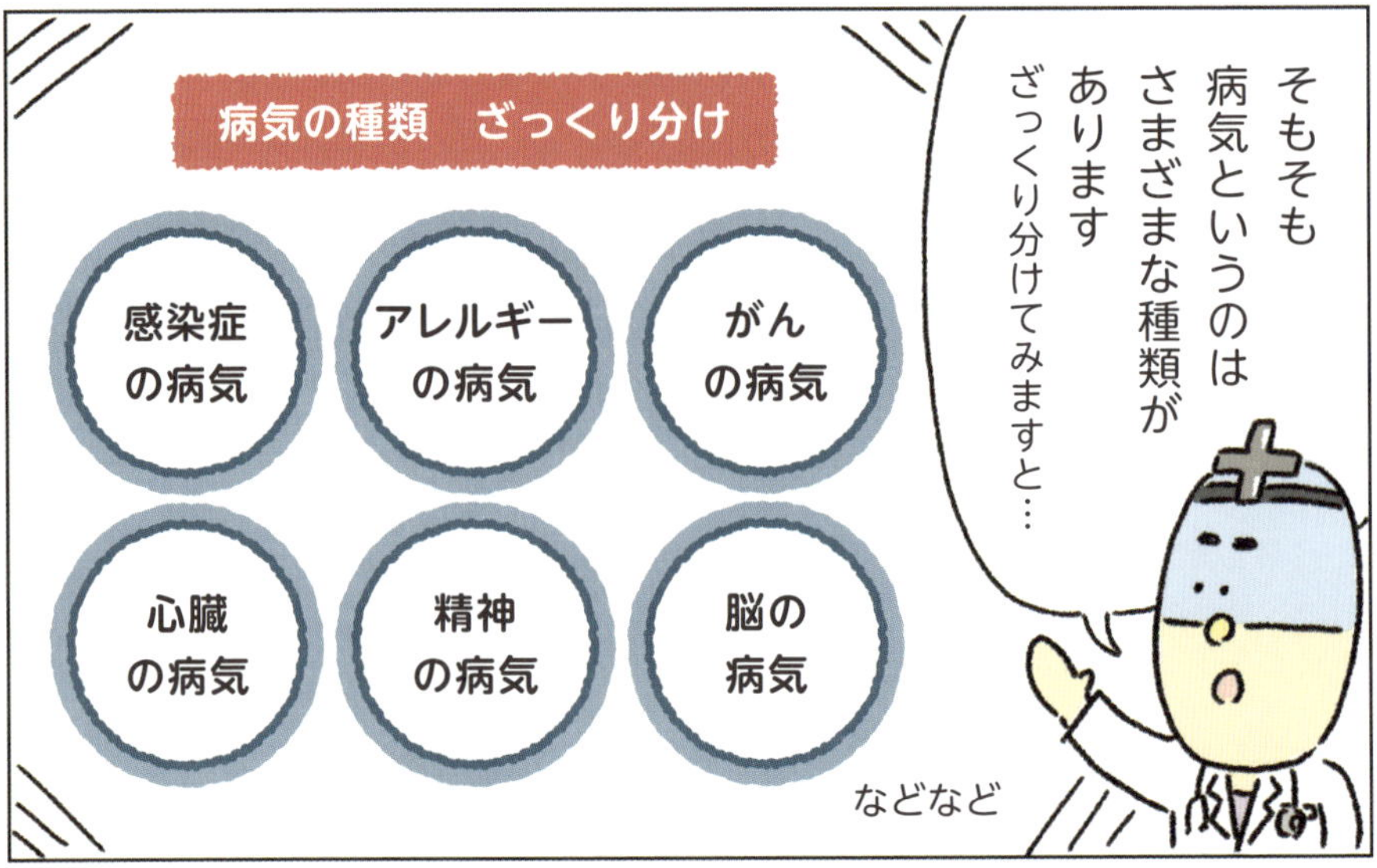
そもそも病気というのはさまざまな種類があります
ざっくり分けてみますと…
病気の種類　ざっくり分け
感染症の病気
アレルギーの病気
がんの病気
心臓の病気
精神の病気
脳の病気
などなど

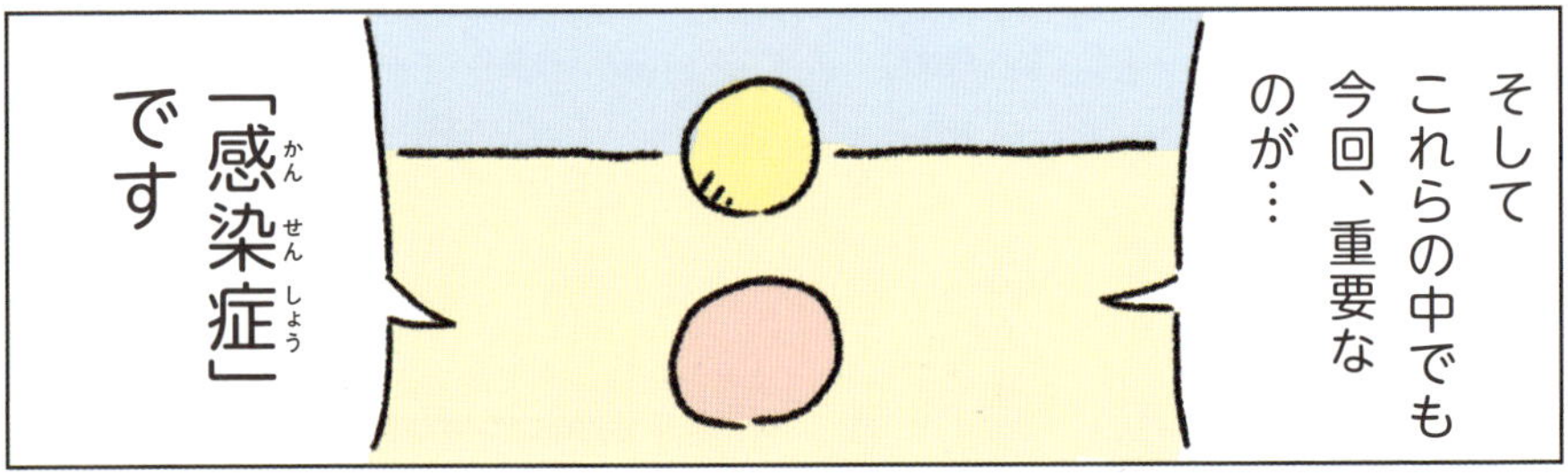
そしてこれらの中でも今回、重要なのが…
「感染症《かんせんしょう》」です

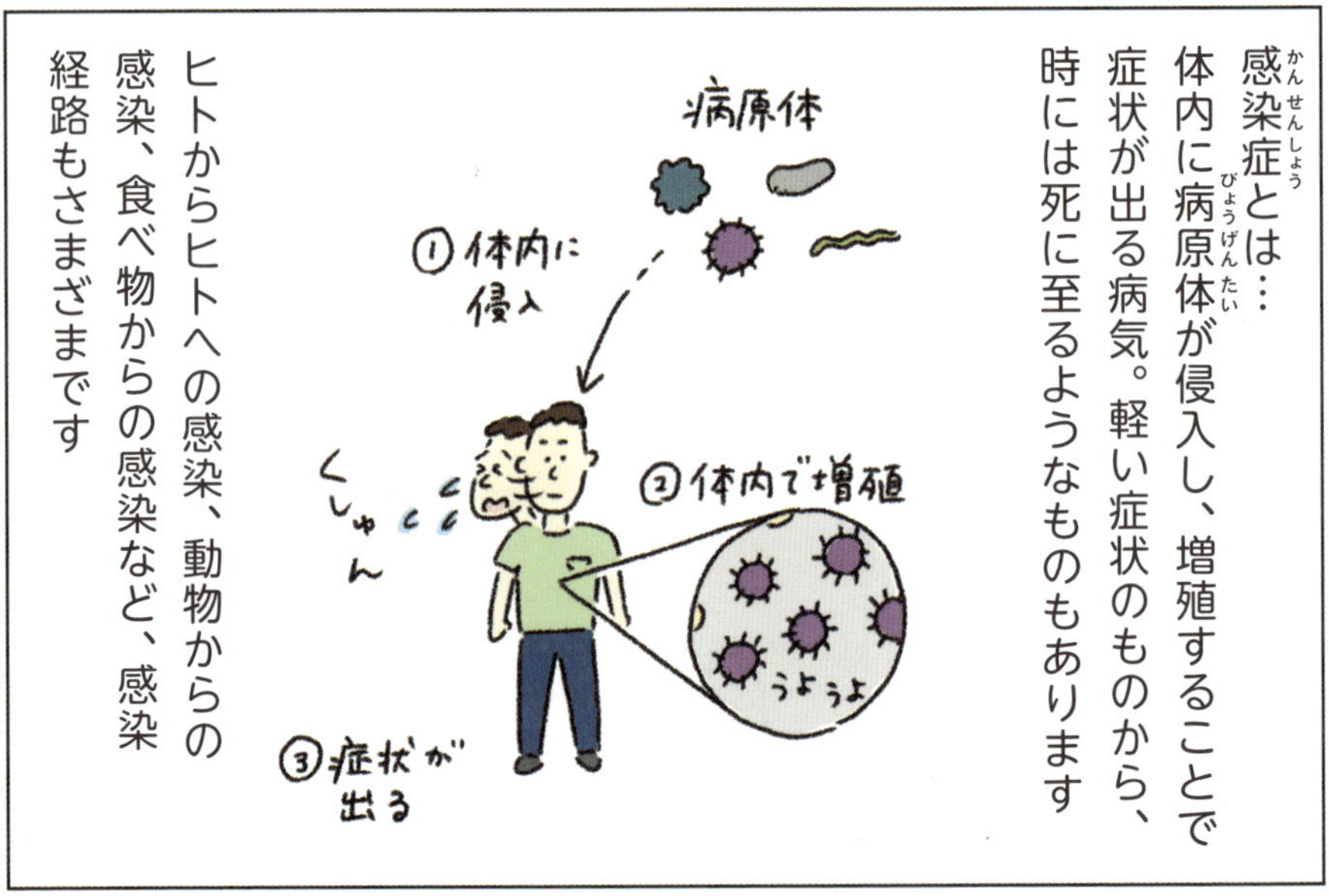
感染症《かんせんしょう》とは…体内に病原体《びょうげんたい》が侵入し、増殖することで症状が出る病気。軽い症状のものから、時には死に至るようなものもあります
病原体
①体内に侵入
くしゅん
②体内で増殖
うようよ
③症状が出る
ヒトからヒトへの感染、動物からの感染、食べ物からの感染など、感染経路もさまざまです

感染症《かんせんしょう》の種類

細菌《さいきん》

- 肺炎
- 膀胱炎《ぼうこうえん》

など

ウイルス

- かぜ
- インフルエンザ
- エイズ

など

真菌《しんきん》

- 足・爪白癬《つめはくせん》
（水虫・たむし）
- カンジダ症

など

寄生虫《きせいちゅう》

- マラリア
- アニサキス

など

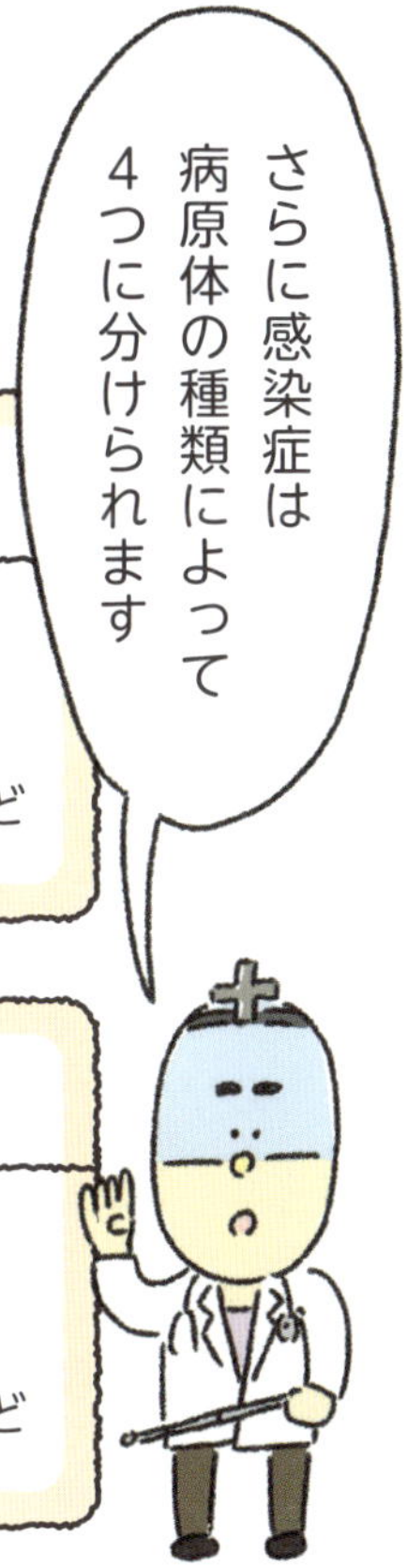
さらに感染症は
病原体の種類によって
4つに分けられます

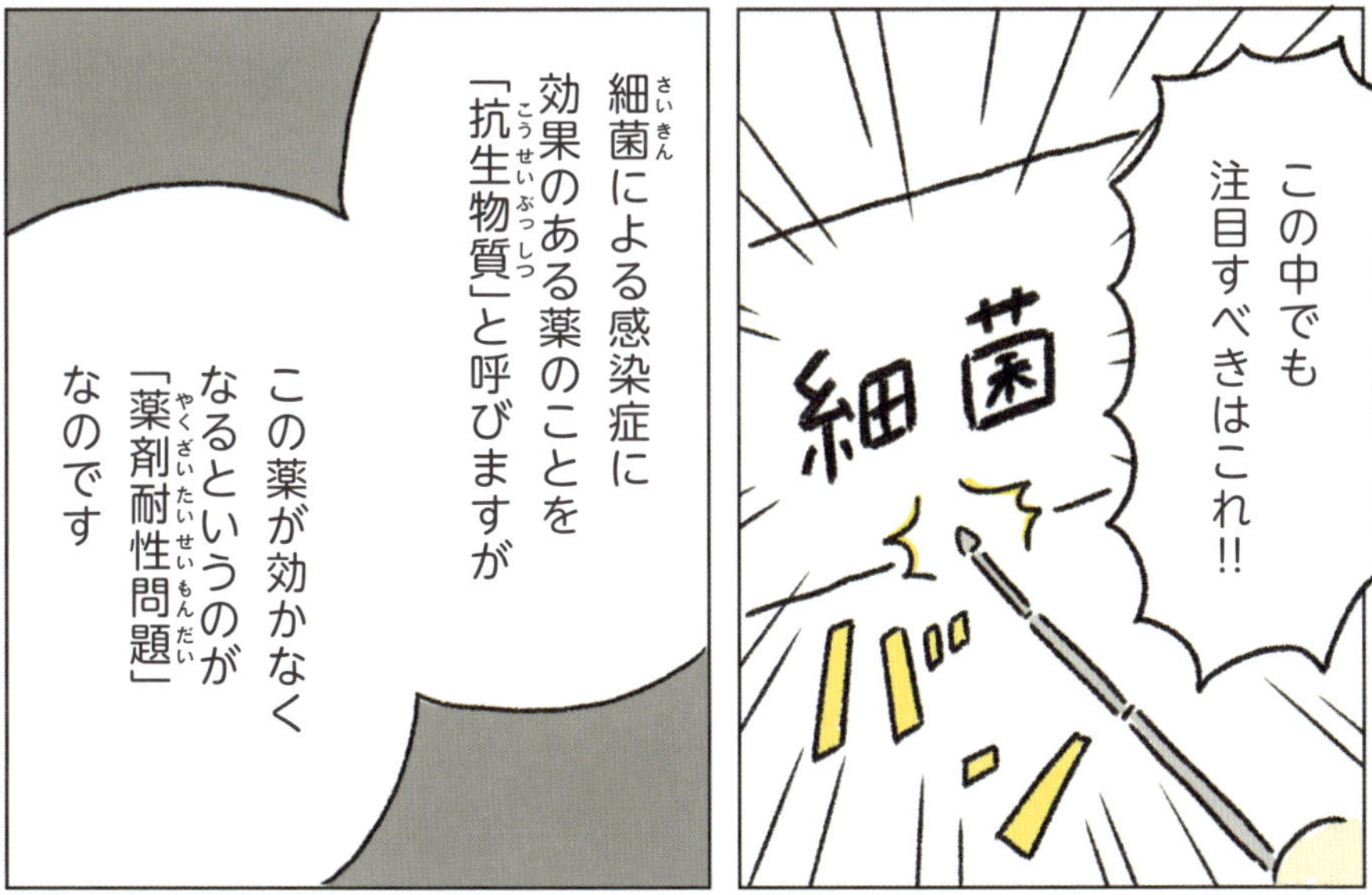
この中でも
注目すべきはこれ!!
細菌
バン
細菌《さいきん》による感染症に
効果のある薬のことを
「抗生物質《こうせいぶっしつ》」と呼びますが
この薬が効かなく
なるというのが
「薬剤耐性問題《やくざいたいせいもんだい》」
なのです

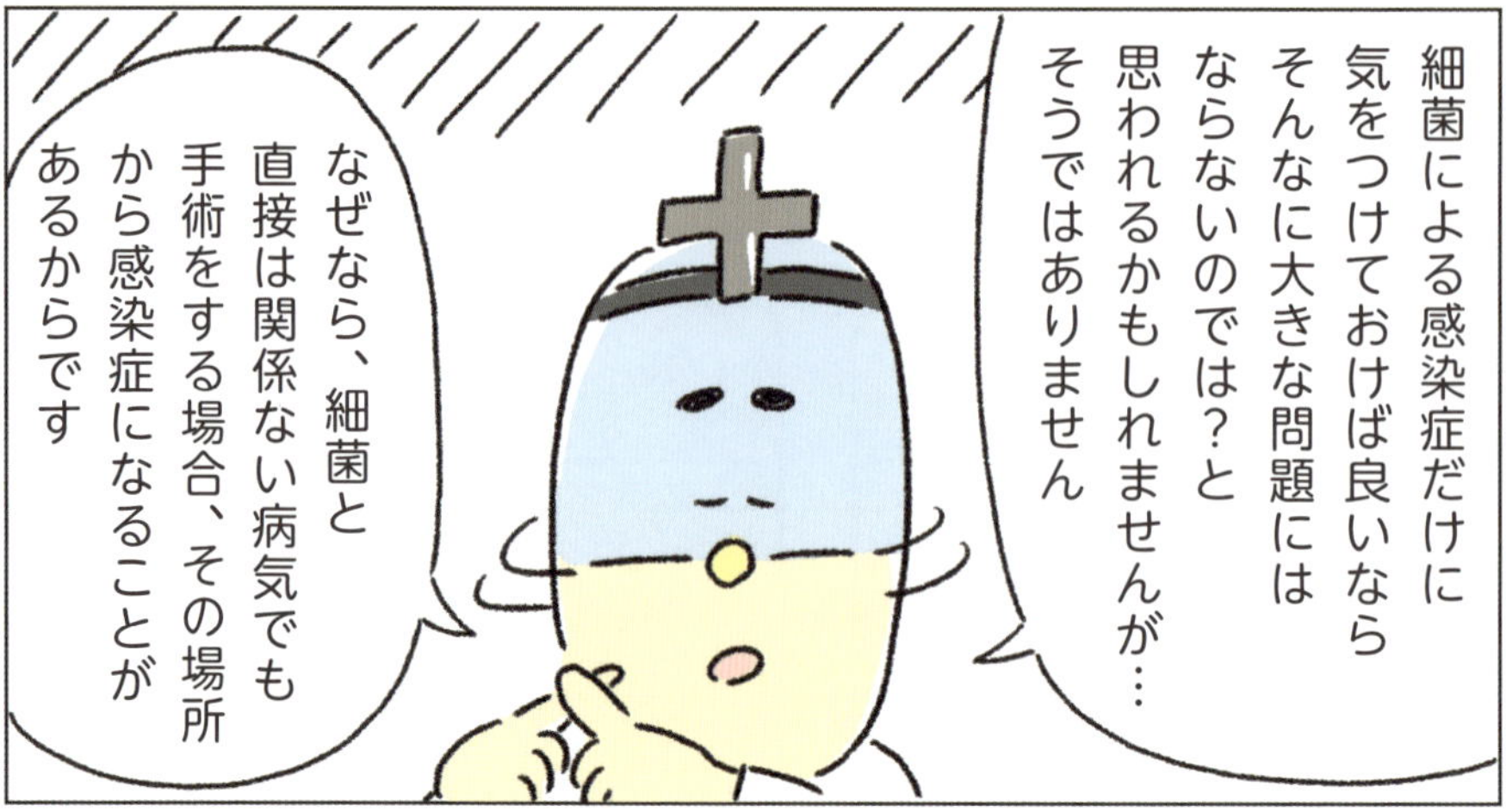

現在

①術後、腸内細菌による感染症が起こることがある
②抗生物質によって治療が可能
③大きな問題にはならない

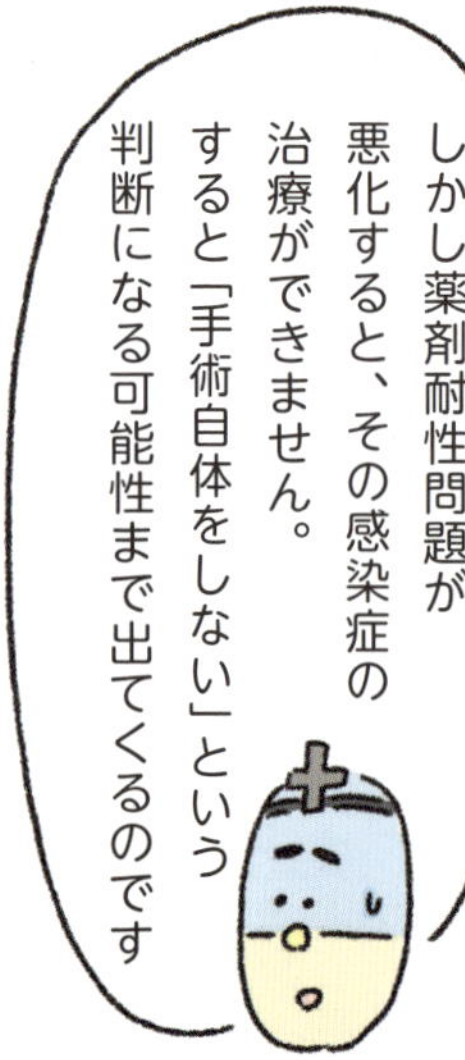

未来※

①術後、腸内細菌による感染症が起こることがある
②抗生物質によって治療が不可能
③感染症による命への危険
③´感染症を想定し、手術をしないという判断もありうる

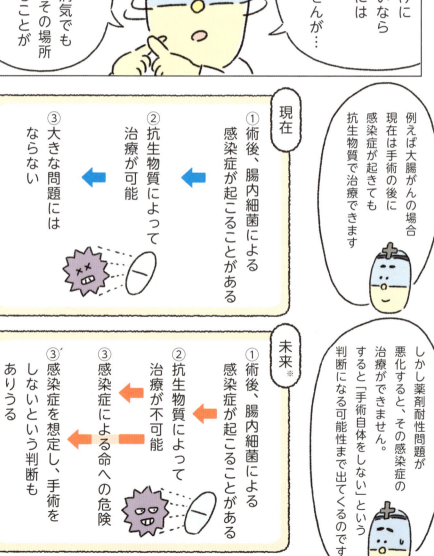

※薬剤耐性問題が悪化した場合の未来

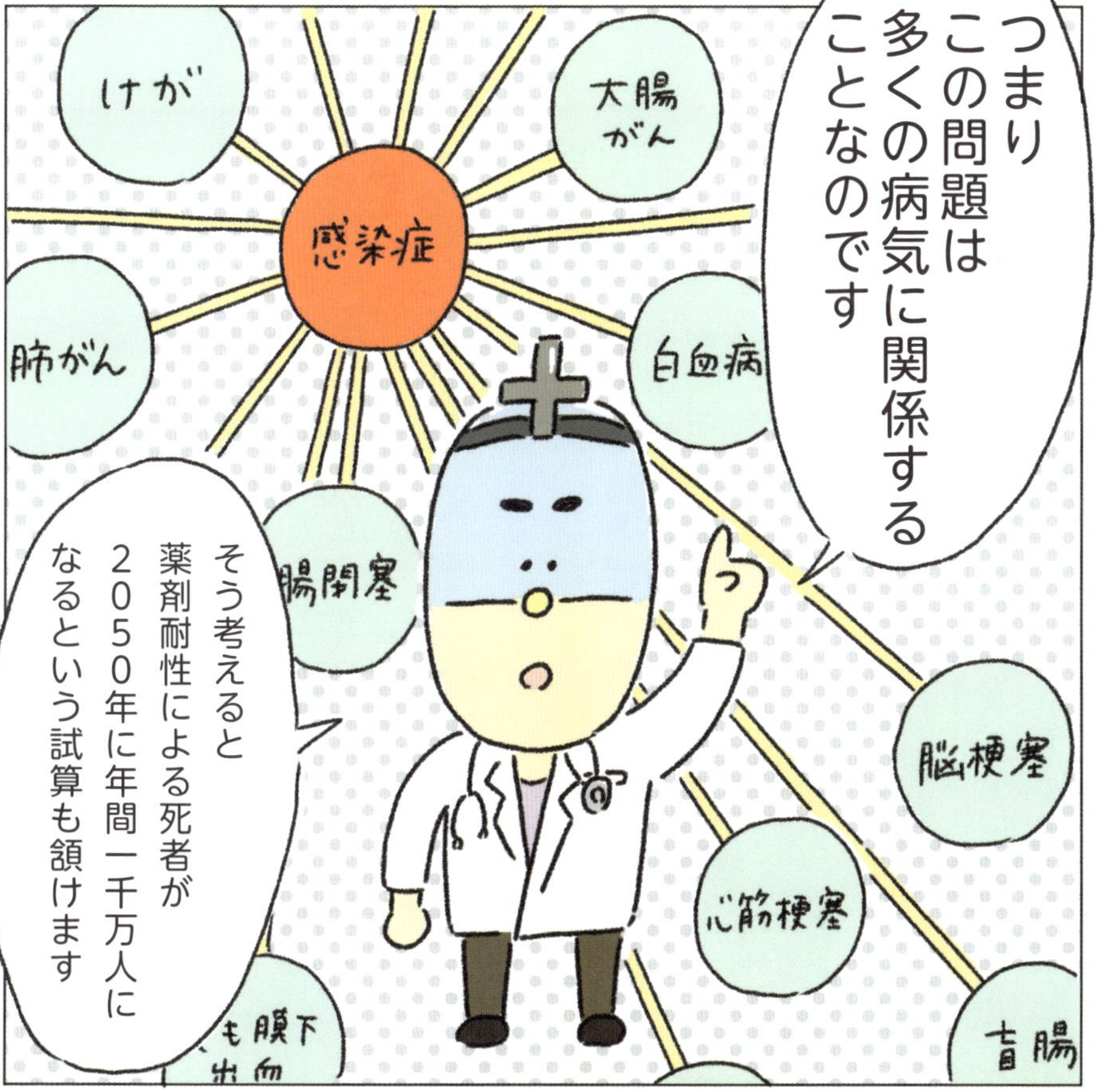
つまり
この問題は
多くの病気に関係する
ことなのです
感染症
けが
大腸がん
肺がん
白血病
腸閉塞
脳梗塞
心筋梗塞
盲腸
そう考えると
薬剤耐性による死者が
2050年に年間一千万人に
なるという試算も頷けます

しかし、まだまだ未来は
変えられます!!
そのためには
ひとりひとりの
意識が変わることが
大切です
ぜひこの本を読んで
薬剤耐性のことを
知ってもらえればと
思います
ぐっ

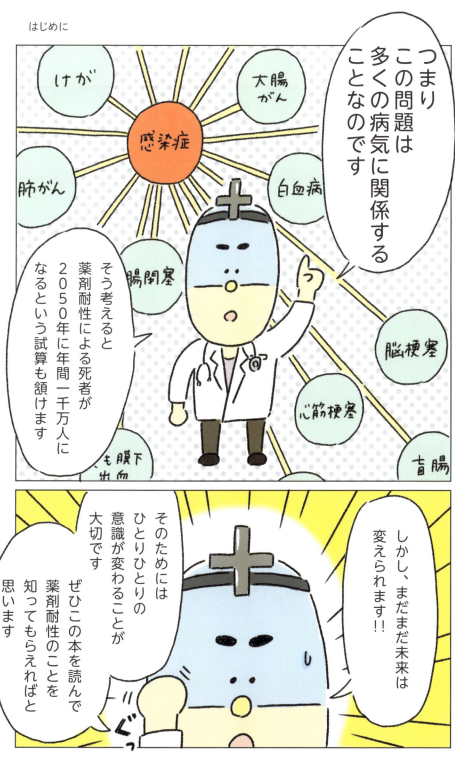

もくじ

登場人物紹介 14
用語解説① 16

1章…ヒトと感染症 17
第1話 身近な感染症① かぜ 18
抗生物質に関する意識調査データ① 24
第2話 身近な感染症② 食中毒 26
第3話 身近な感染症③ 膀胱炎 30
解説 風邪／食中毒／膀胱炎 34
用語解説② 50

2章…抗生物質と薬剤耐性の成り立ち 51
第4話 薬剤耐性とは 52
薬剤耐性菌による死者が2050年には1000万人に!? 58
第5話 抗生物質の歴史 60
解説 薬剤耐性／抗生物質の歴史 64
用語解説③ 74

3章…薬剤耐性の具体的な問題 75
第6話 抗生物質の正しい使い方① 人にあげない、もらわない 76
解説 急性副鼻腔炎 80
プチ情報 抗生物質投与群と非投与群の比較 85

第7話 抗生物質の正しい使い方② 途中でやめない 86
解説 抗生物質の正しい使い方 92
抗生物質に関する意識調査データ② 90
プチ情報 DNAによる薬剤耐性獲得 97
第8話 ワンヘルス 98
解説 ワンヘルス 102

4章…薬剤耐性に対する世界と日本の取り組み 109

第9話 海外での抗生物質 110
解説 途上国での抗生物質の問題 114
用語解説④ 119
第10話 世界における薬剤耐性への取り組み 120
解説 世界における薬剤耐性への取り組み 124
第11話 日本における薬剤耐性への取り組み 130
解説 日本における薬剤耐性への取り組み 136
おわりに オニギリくんの未来 142

登場人物紹介

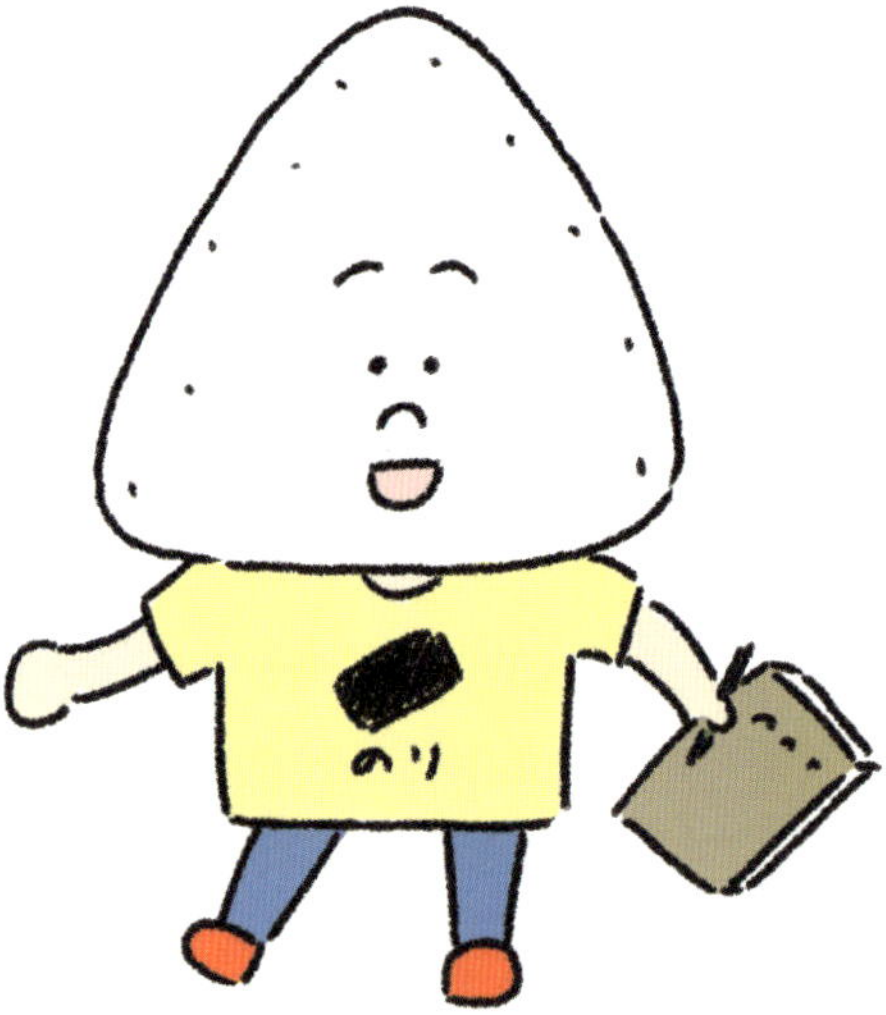

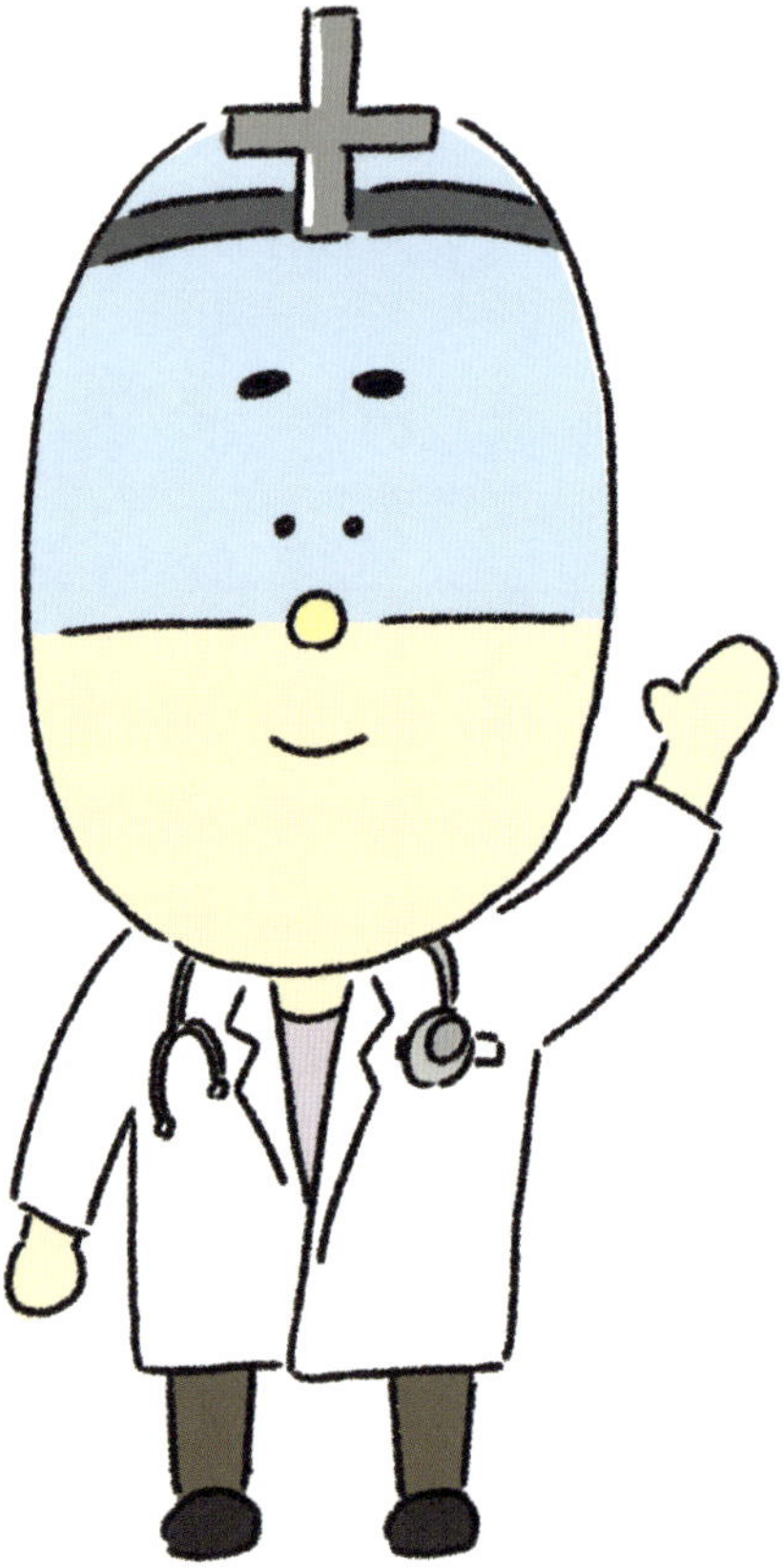

オニギリくん

くすり先生に診察してもらったことがきっかけで先生の弟子になることに。
ちょっとおっちょこちょい。

くすり先生

町のみんなから信頼されているお医者さん。
感染症のスペシャリストでもある。

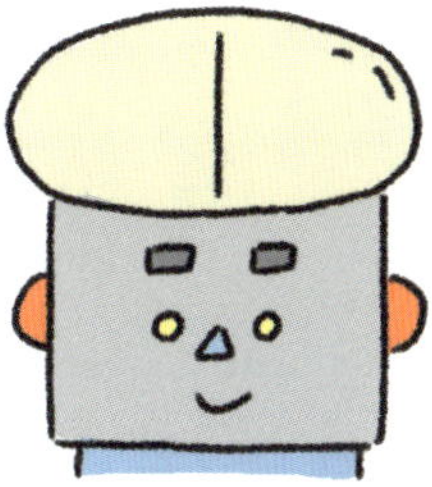

受付ロボ

受付、院内アナウンス、
会計など、いろんなことが
できるすごいロボ。

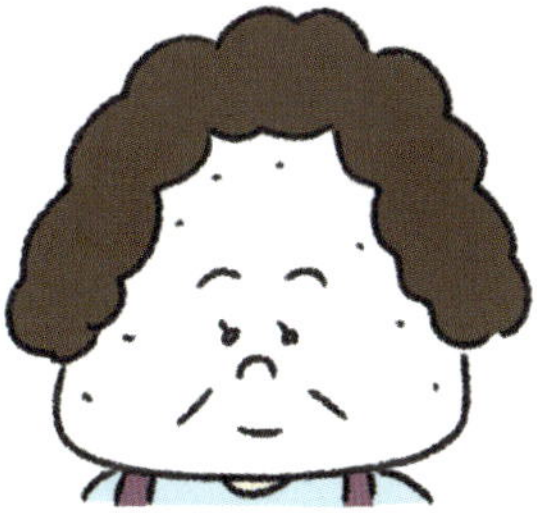

オニギリくんのお母さん

薬に関する意識は低く
抗生物質で何でも治ると
思ってしまっている。

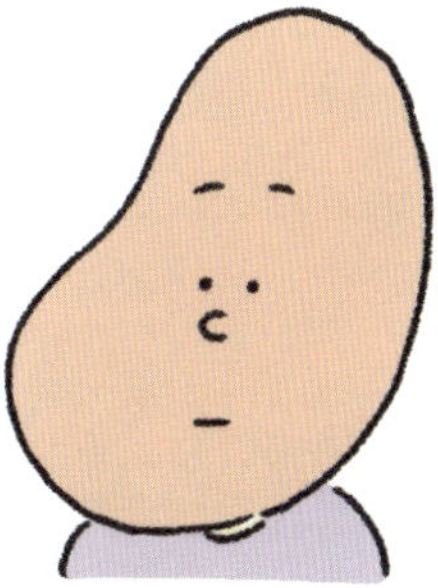

じんぞうさん

おしっこしたときの違和感から
くすり医院を受診。

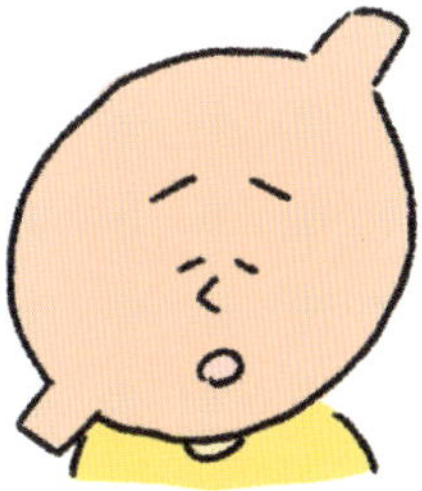

胃さん

下痢がひどくて
くすり医院を受診。

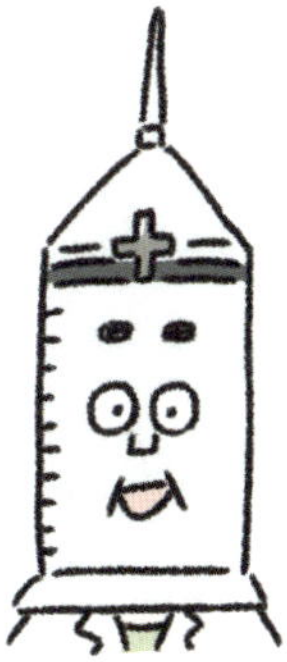

注射山先生

AMR臨床リファレンスセン
ターで日本の薬剤耐性問題に
取り組む。

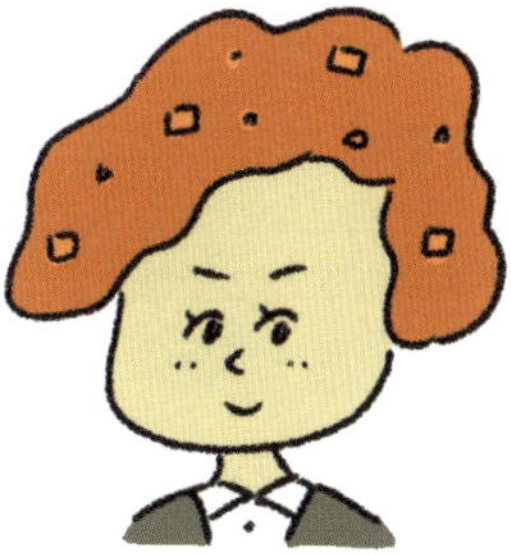

カレーさん

世界保健機関（WHO）の職員。
インド支部に所属している。

用語解説①

● 感染症《かんせんしょう》

病原体が体の中に入り（感染）、体に何らかの症状を引き起こす病気。熱が出ることが多いですが、出ないこともしばしば。感染が起こった体の場所で呼ばれたり（肺炎、尿路感染、肝炎など）、感染の原因となる微生物の種類（細菌感染症、ウイルス感染症、真菌感染症、寄生虫感染症など）で呼ばれたりします。

● 病原体《びょうげんたい》（病原菌《びょうげんきん》）

体内に入ったときに、感染症を引き起こす可能性のある微生物。「細菌」「ウイルス」「真菌」「寄生虫」の４つに大きく分けられます。本書では、主に「細菌」の問題を取り上げています。

● 抗生物質《こうせいぶっしつ》

特に、細菌などの微生物に作用し、微生物が増えたり成長したりするのを阻止する薬。「抗菌薬」とも呼ばれます。現在、抗生物質の乱用が世界中で問題になっています。

● 薬剤耐性《やくざいたいせい》（AMR）

細菌などによる感染症に対し、抗生物質が効かない、または抗生物質の効果が弱くなってしまう性質をもつこと。英語ではアンチマイクロバイアル・レジスタンスと呼びます。

● 薬剤耐性菌《やくざいたいせいきん》

抗生物質に対し、抵抗力（薬剤耐性）をもち、薬が効かなくなった細菌。薬剤耐性の対策がなされなければ、2050 年には世界中で約 1,000 万人が薬剤耐性菌で死亡すると予想されています。

1 章

ヒトと感染症

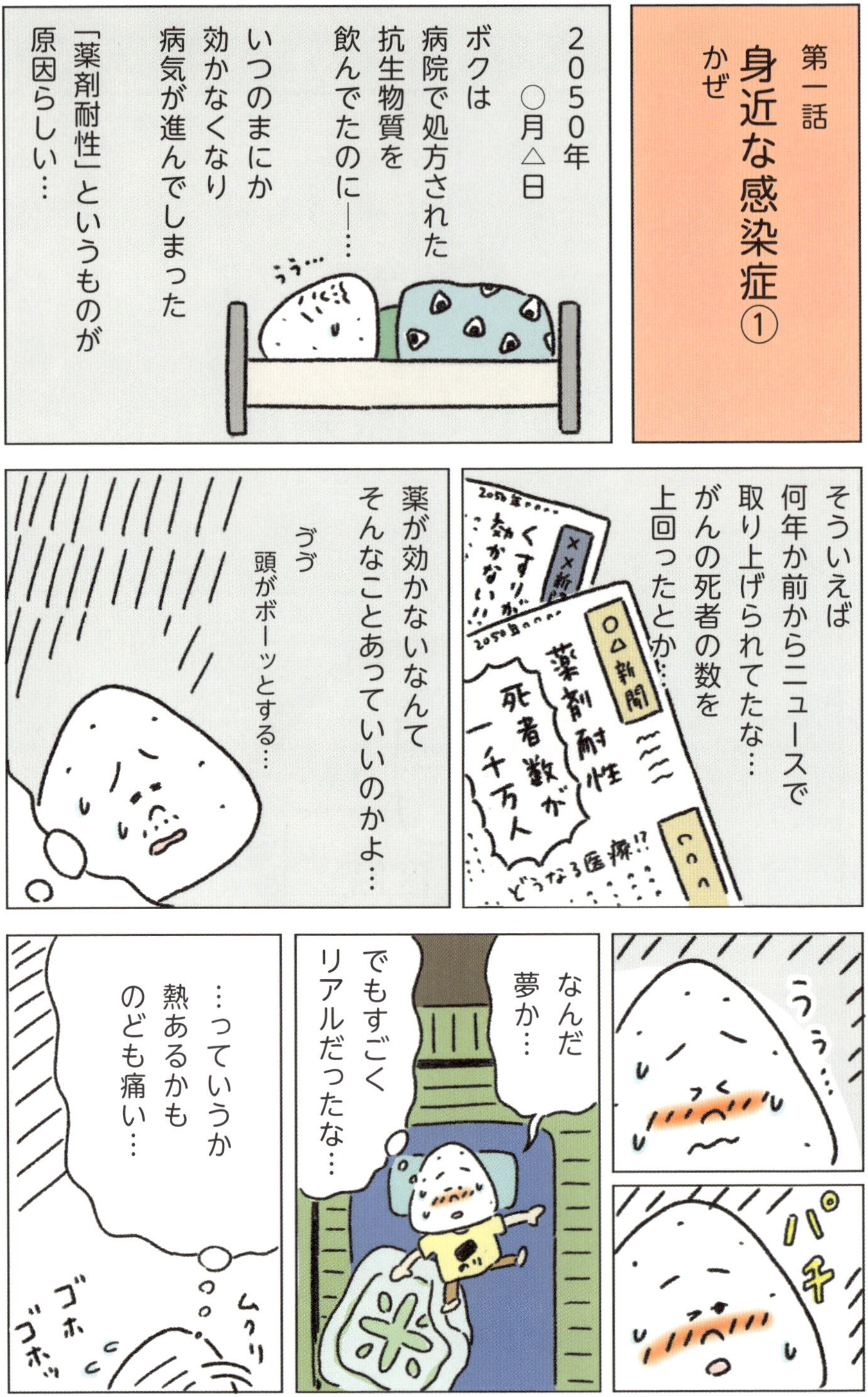
第一話
身近な感染症①
かぜ
2050年 ○月△日
ボクは病院で処方された抗生物質を飲んでたのに――…
いつのまにか効かなくなり病気が進んでしまった
「薬剤耐性」というものが原因らしい…
うう…
そういえば何年か前からニュースで取り上げられてたな…
がんの死者の数を上回ったとか…
××新聞
くすりが効かない!!
○△新聞
薬剤耐性 死者数が一千万人
どうなる医療!?
薬が効かないなんてそんなことあっていいのかよ…
ゔゔ
頭がボーッとする…
うう…
パチ
なんだ夢か…
でもすごくリアルだったな…
…っていうか熱あるかものども痛い…
ムクリ
ゴホゴホッ

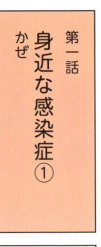

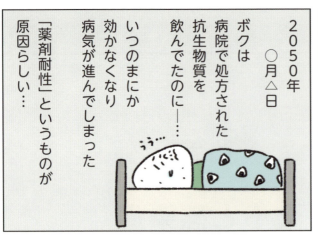

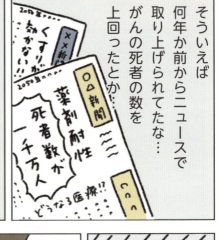

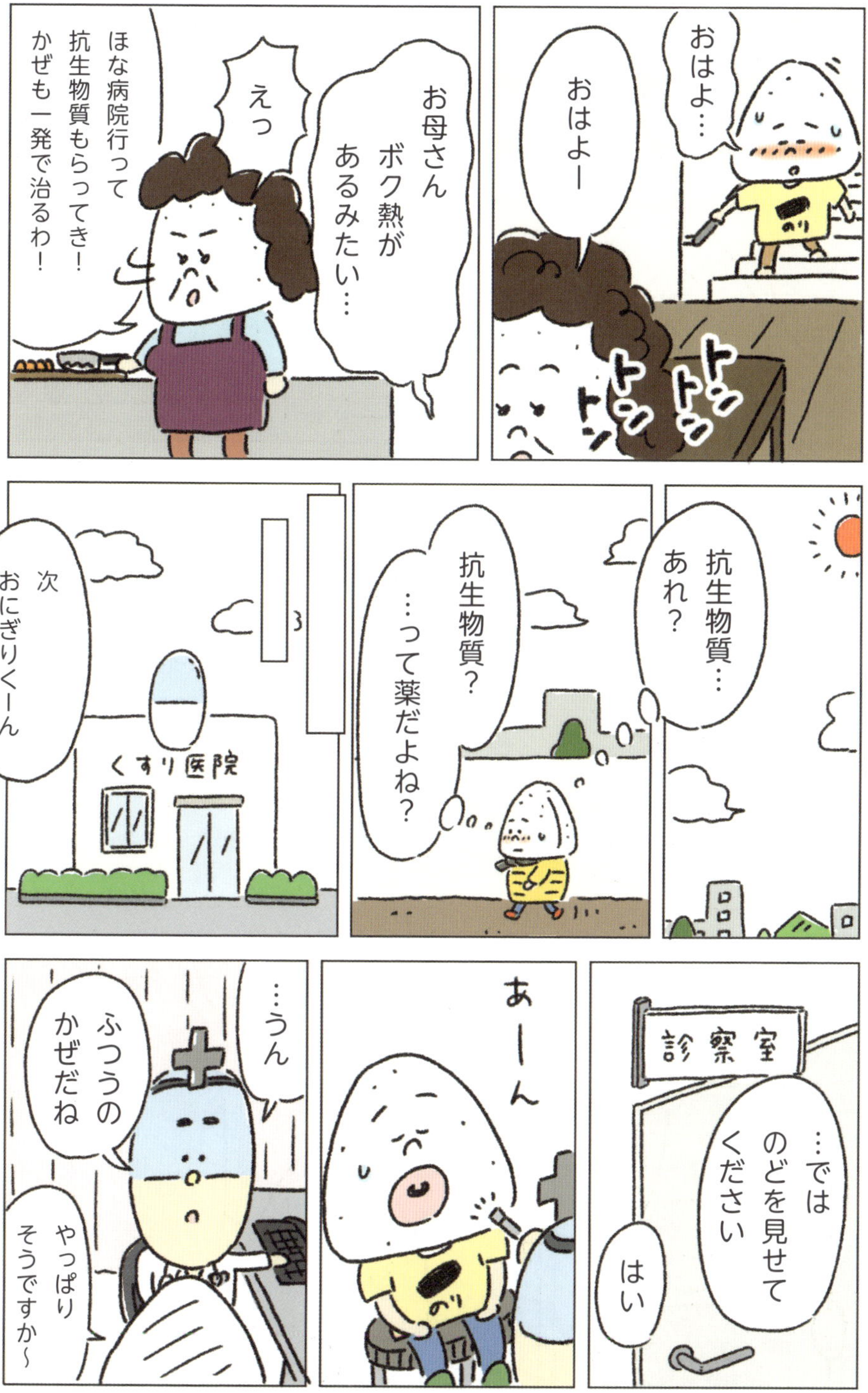
おはよ…
おはよー
トン トン トン トン
お母さん ボク熱があるみたい…
えっ
ほな病院行って抗生物質もらってき！かぜも一発で治るわ！
抗生物質… あれ？
抗生物質？ …って薬だよね？
くすり医院
次 おにぎりくーん
診察室
…では のどを見せてください
はい
あーん
…うん
ふつうのかぜだね
やっぱりそうですか～

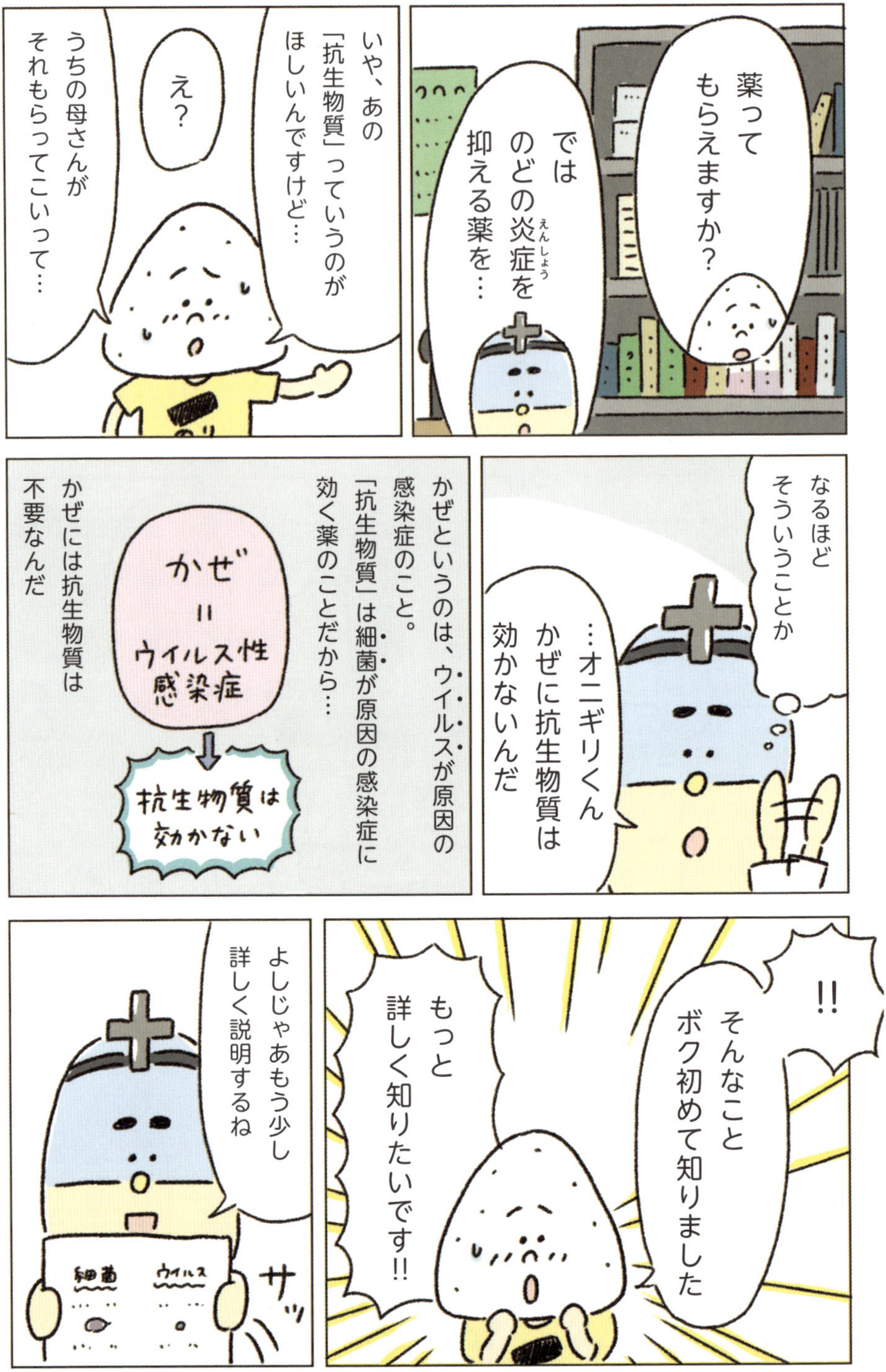
薬って もらえますか？
では のどの炎症《えんしょう》を 抑える薬を…
いや、あの「抗生物質」っていうのが ほしいんですけど…
え？
うちの母さんが それもらってこいって…
なるほど そういうことか
…オニギリくん かぜに抗生物質は 効かないんだ
かぜというのは、ウイルスが原因の感染症のこと。「抗生物質」は細菌が原因の感染症に効く薬のことだから…
かぜ ＝ ウイルス性 感染症
抗生物質は 効かない
かぜには抗生物質は 不要なんだ
!!
そんなこと ボク初めて知りました
もっと 詳しく知りたいです!!
よしじゃあもう少し 詳しく説明するね
サッ
細菌
ウイルス

感染症に関する基本情報①

「細菌」と「ウイルス」は違うもの！

抗生物質はウイルスには効かないのか～

細菌とウイルスは全然別のものなんだ

細菌

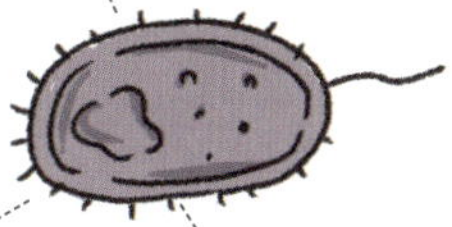

- 治療・予防：抗生物質、ワクチン
- 構造：細胞膜や細胞壁をもつ
- 大きさ：ウイルスよりも大きい（緑膿菌で約1マイクロメートル）

ウイルス

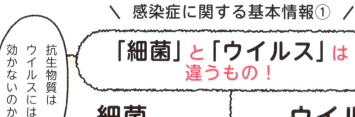

- 治療・予防：抗ウイルス薬、ワクチン
- 構造：中心の核酸（DNAまたはRNA）と外側のタンパク質の殻でできている
- 大きさ：細菌より小さい（インフルエンザウイルスで約0.1マイクロメートル）

感染症に関する基本情報②

感染症治療に関する薬は大きく分けて２種類ある

症状をやわらげる薬

- 熱を下げる薬
- のどの痛みを抑える薬
- せきを止める薬
- おなかの調子を整える薬

など

病原体そのものに効く薬

- 抗生物質
  ▶ 細菌に効く
- 抗ウイルス薬
  ▶ ウイルスに効く
- 抗真菌薬
  ▶ 真菌に効く
- 抗寄生虫薬
  ▶ 寄生虫に効く

抗ウイルス薬もあるけど、かぜに効く抗ウイルス薬はないんだ

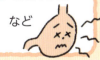

なるほど～

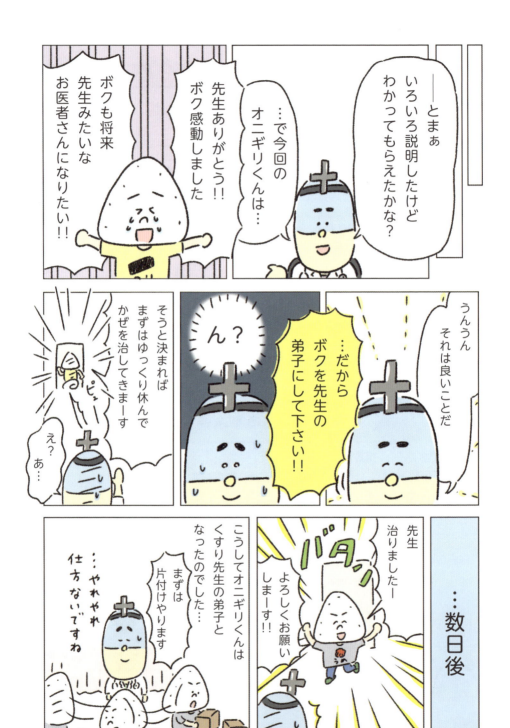

——とまぁ
いろいろ説明したけど
わかってもらえたかな？
…で今回の
オニギリくんは…
先生ありがとう!!
ボク感動しました
ボクも将来
先生みたいな
お医者さんになりたい!!
うんうん
それは良いことだ
…だから
ボクを先生の
弟子にして下さい!!
ん？
そうと決まれば
まずはゆっくり休んで
かぜを治してきまーす
ピュ
え？
あ…
…数日後
先生
治りましたー
バタン
よろしくお願い
しまーす!!
こうしてオニギリくんは
くすり先生の弟子と
なったのでした…
まずは
片付けやります
…やれやれ
仕方ないですね
ササ
ササ
ササ

くすり医院の間取り

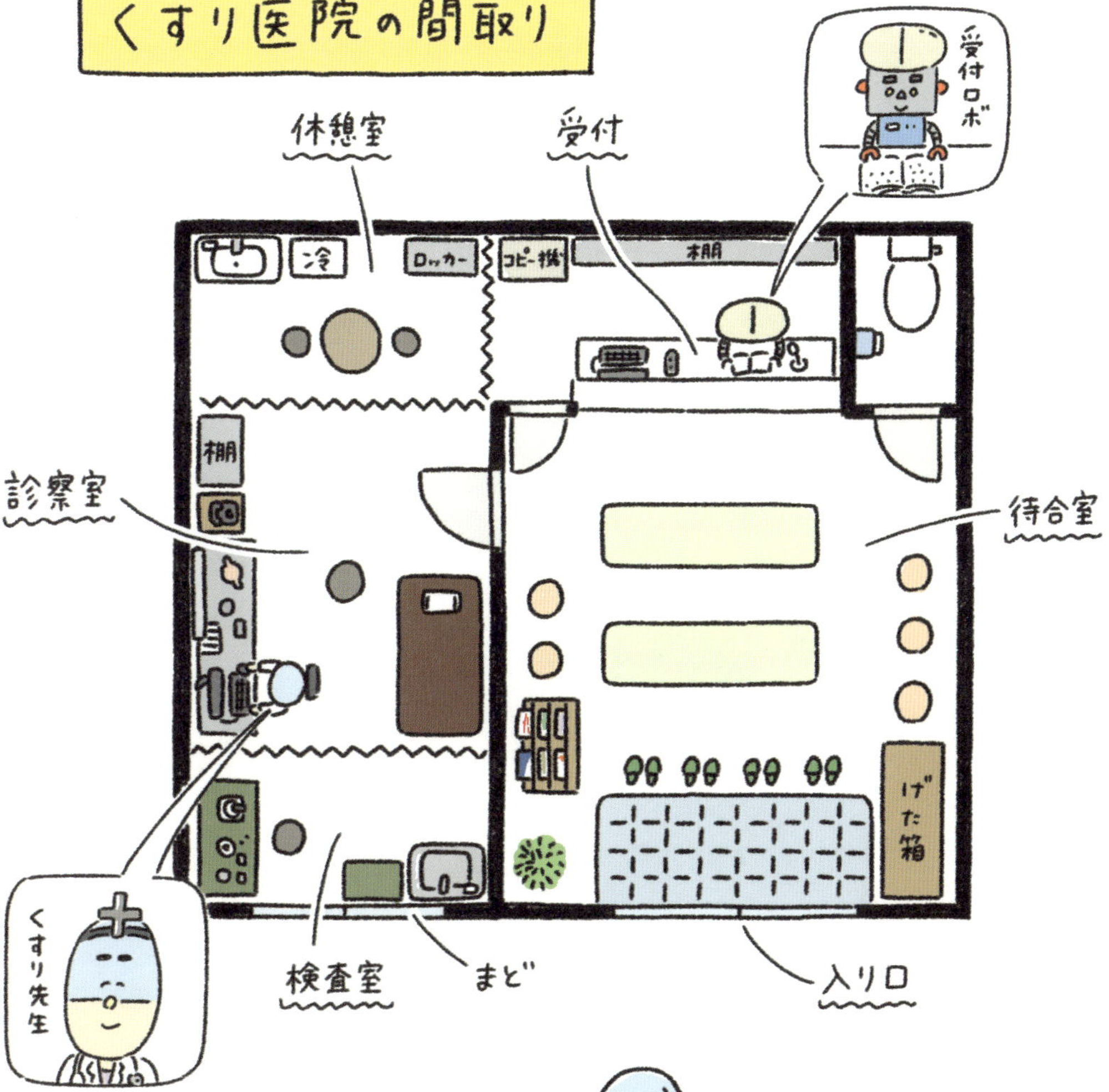

外観

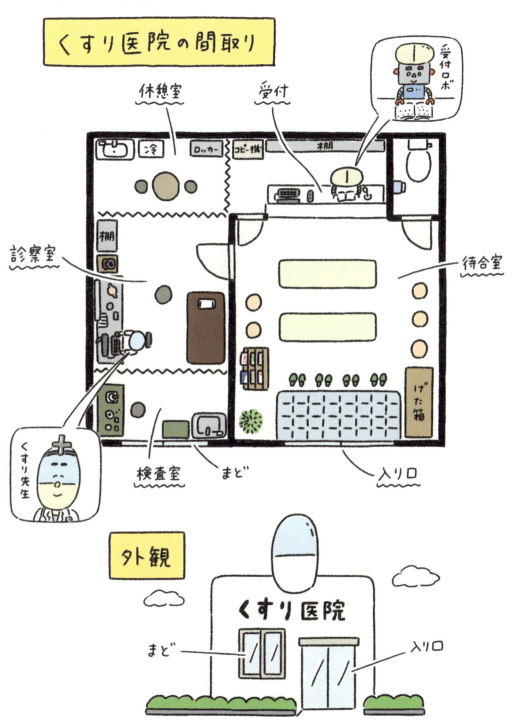

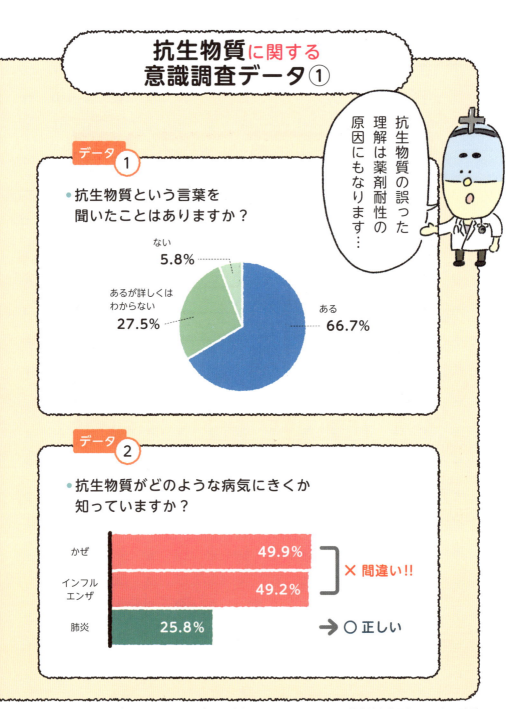

抗生物質に関する
意識調査データ①

抗生物質の誤った
理解は薬剤耐性の
原因にもなります…

データ 1

・抗生物質という言葉を
聞いたことはありますか？

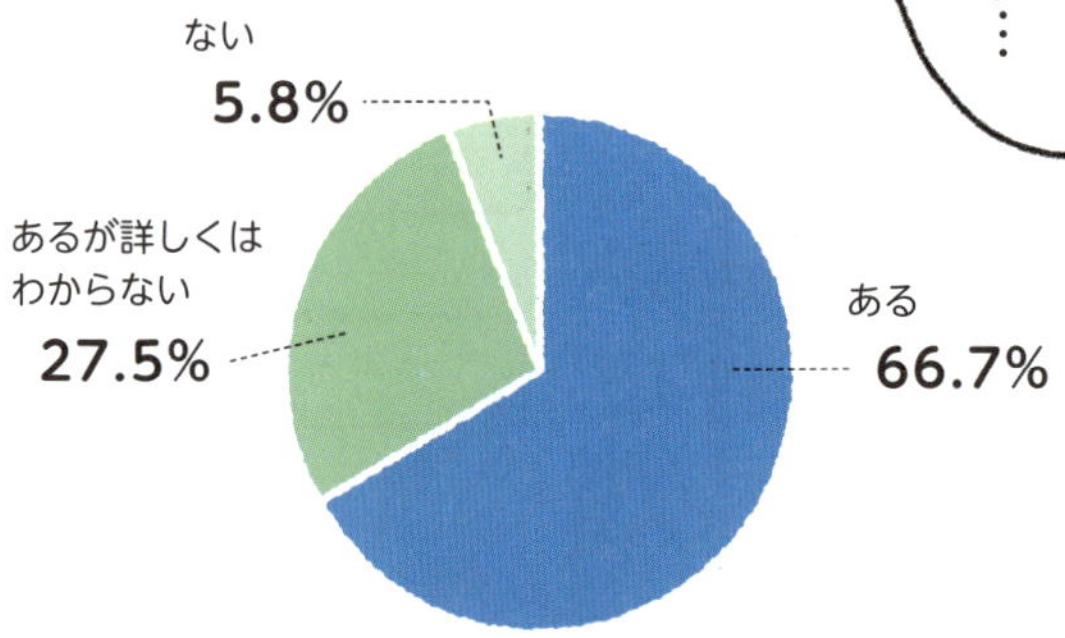

データ 2

・抗生物質がどのような病気にきくか
知っていますか？

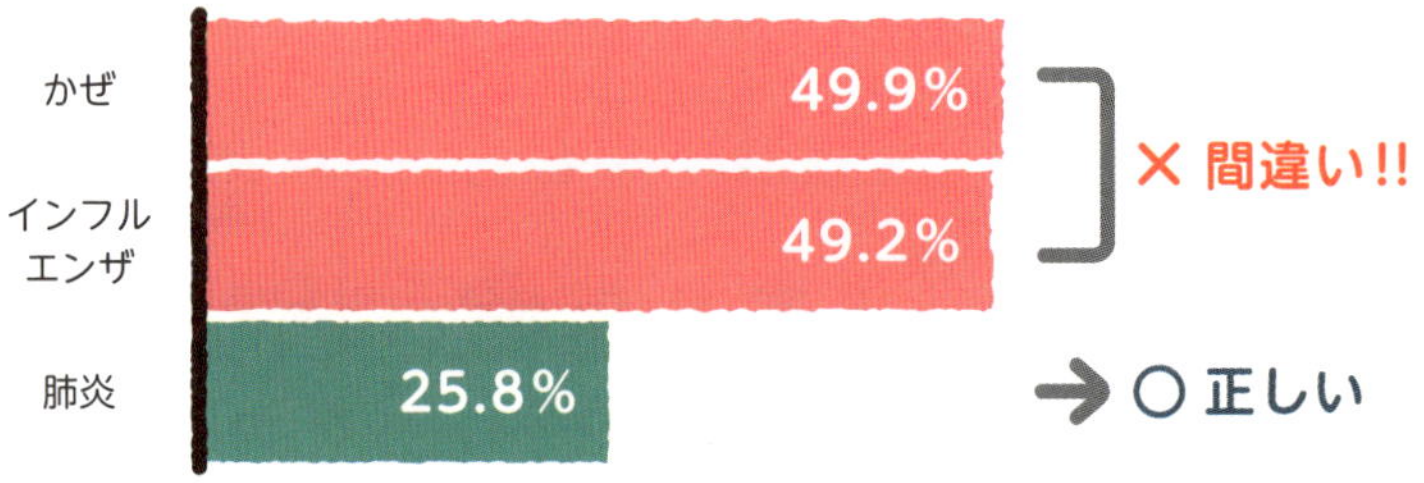

（AMR臨床リファレンスセンター：抗菌薬意識調査2018より引用）

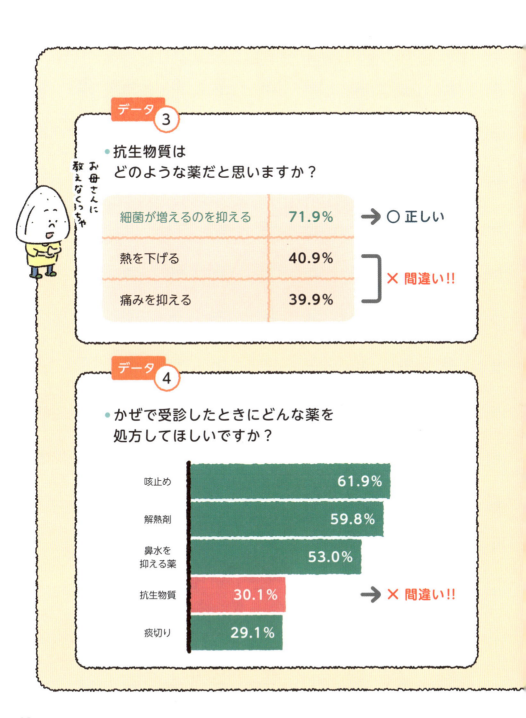

データ 3

- 抗生物質は
どのような薬だと思いますか？

細菌が増えるのを抑える	71.9%	→ ○ 正しい
熱を下げる	40.9%	× 間違い!!
痛みを抑える	39.9%	× 間違い!!

データ 4

- かぜで受診したときにどんな薬を
処方してほしいですか？

第二話 身近な感染症② 食中毒

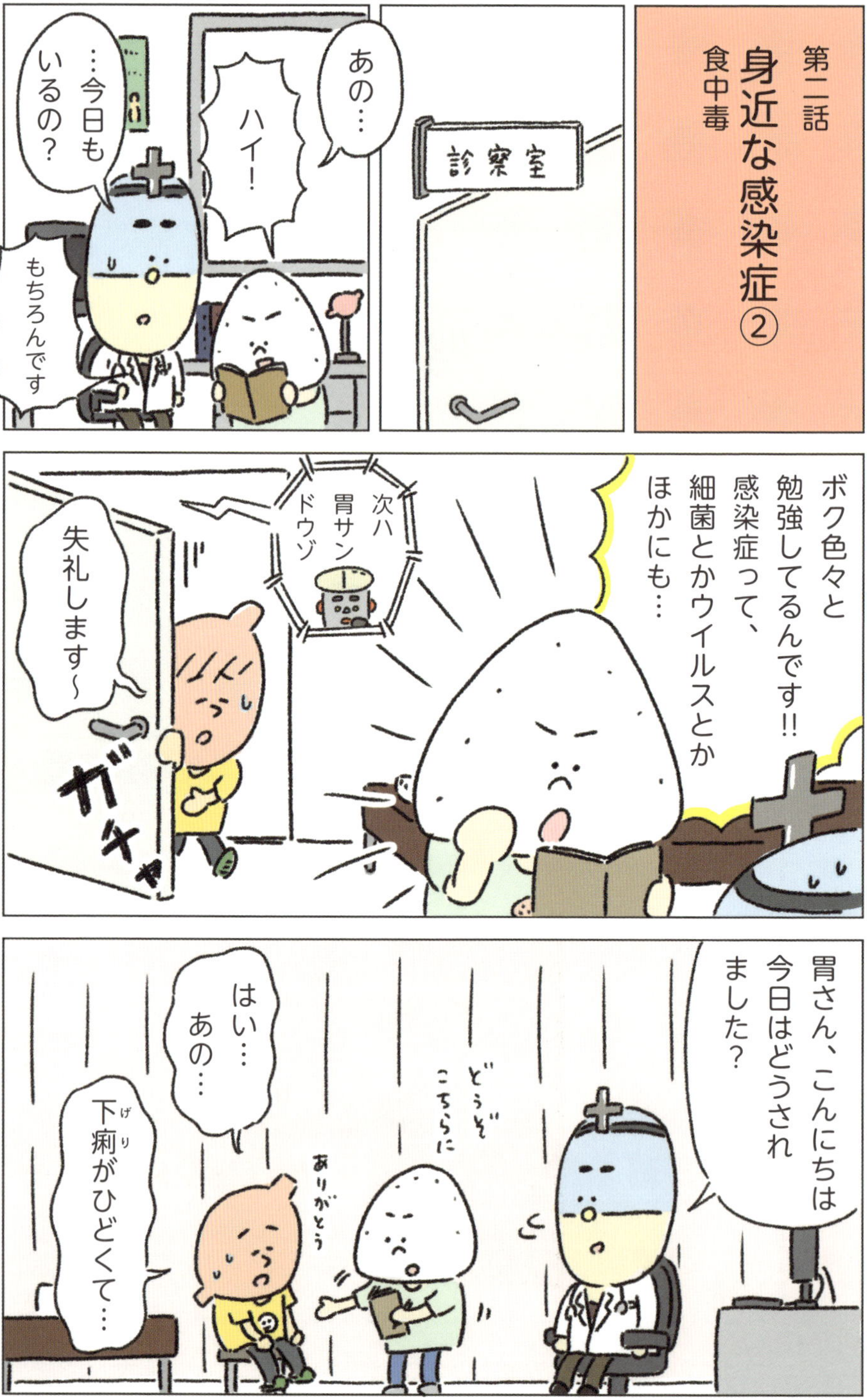
診察室
あの…
ハイ!
…今日もいるの?
もちろんです
ボク色々と勉強してるんです!! 感染症って、細菌とかウイルスとかほかにも…
次ハ胃サンドウゾ
失礼します〜
ガチャ
胃さん、こんにちは今日はどうされました?
どうぞこちらに
ありがとう
はい…あの…
下痢《げり》がひどくて…

※とりにくのおさしみ

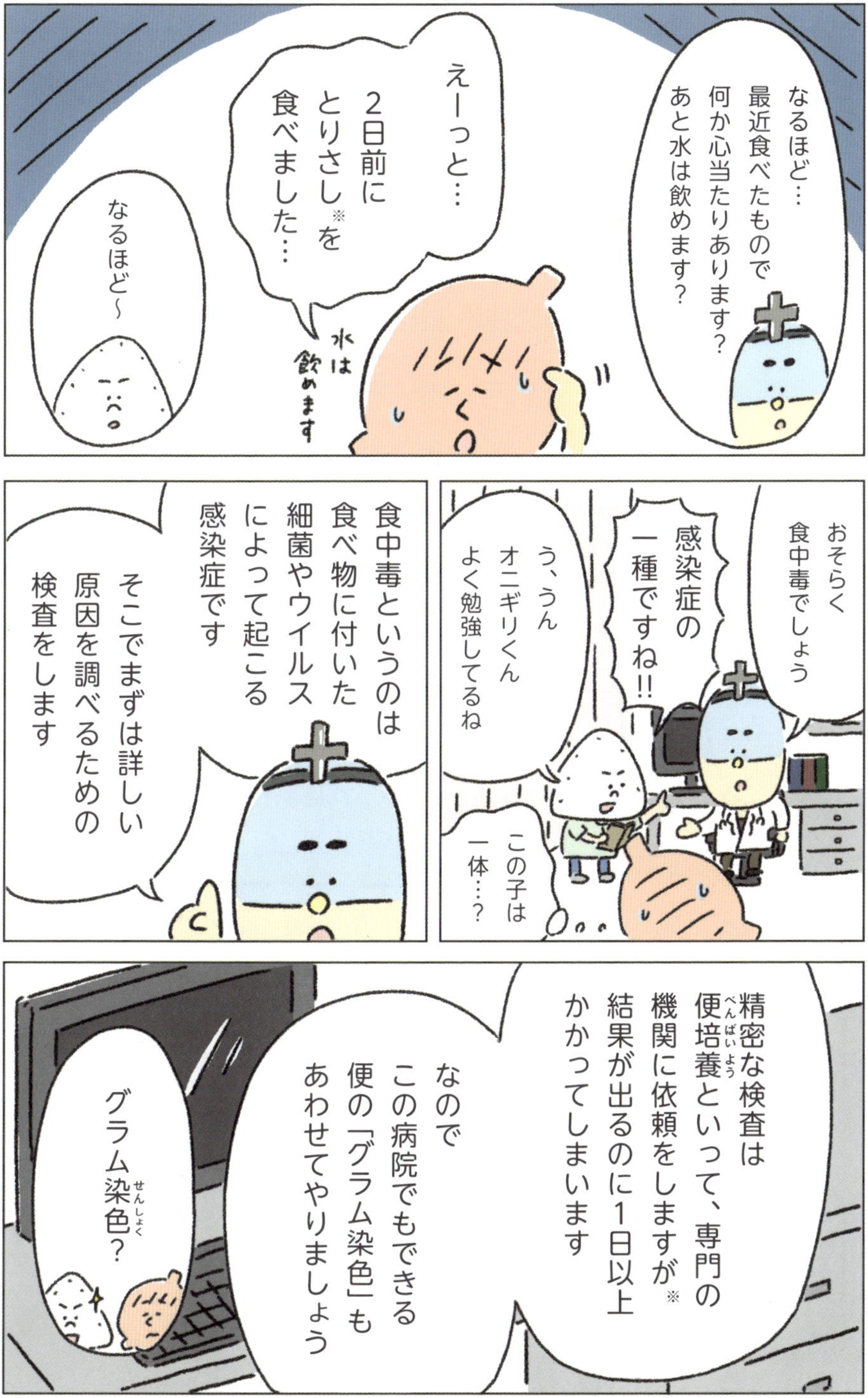

※便培養を院内で行うことができる病院もあります

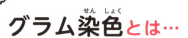

グラム染色《せんしょく》とは…

細菌を色素によって
染め分ける方法の一つで、
簡易に実施できる

※グラム染色を行っていない病院もあります

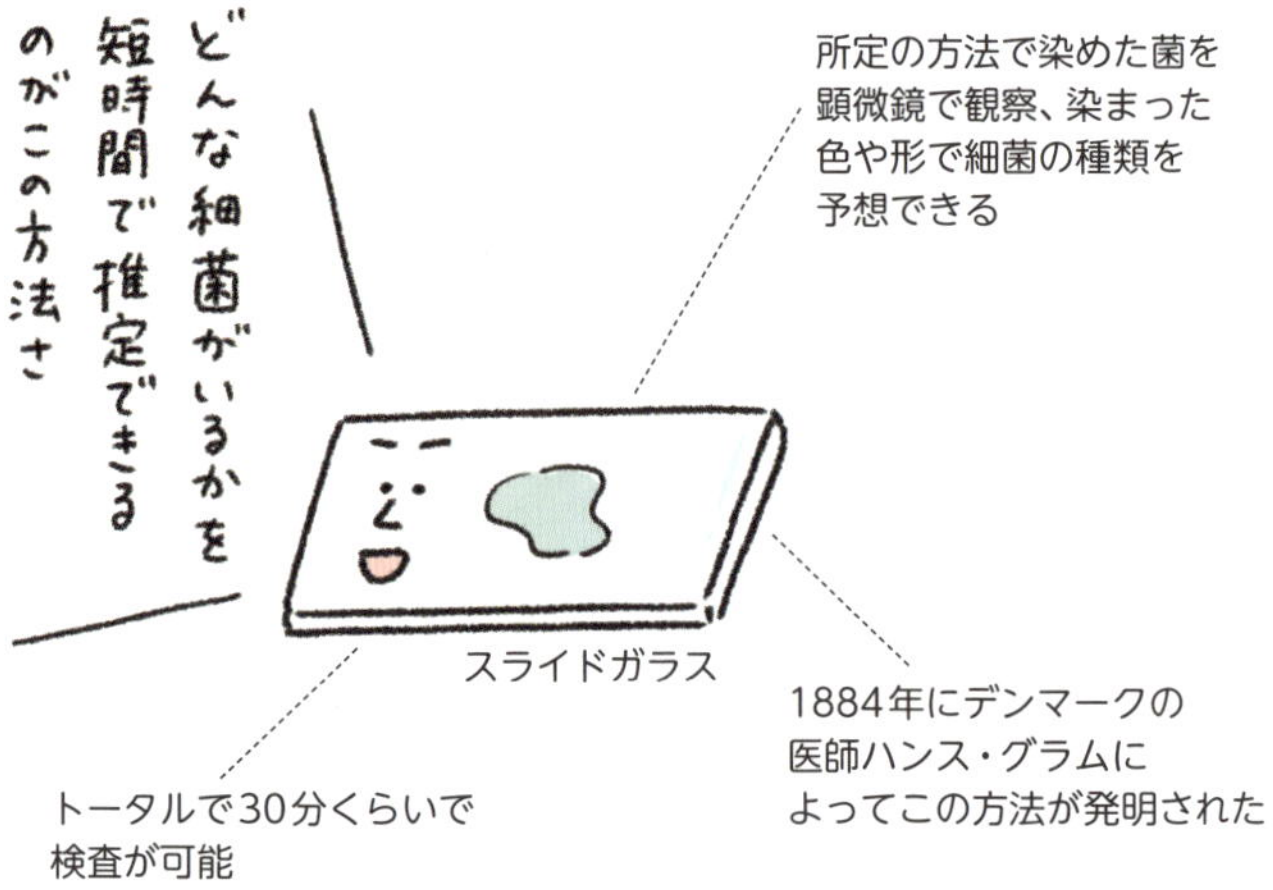

どんな細菌がいるかを短時間で推定できるのがこの方法さ
所定の方法で染めた菌を顕微鏡で観察、染まった色や形で細菌の種類を予想できる
スライドガラス
1884年にデンマークの医師ハンス・グラムによってこの方法が発明された
トータルで30分くらいで検査が可能

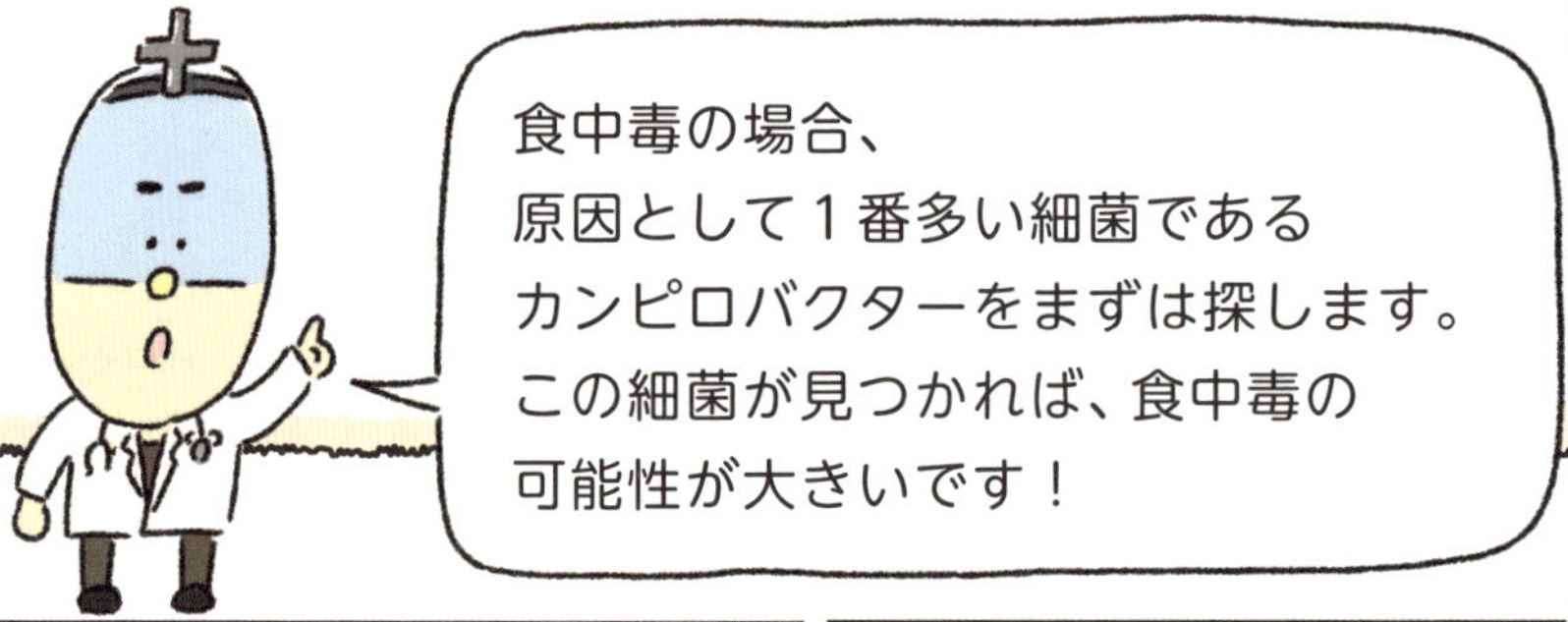

食中毒の場合、
原因として１番多い細菌である
カンピロバクターをまずは探します。
この細菌が見つかれば、食中毒の
可能性が大きいです！

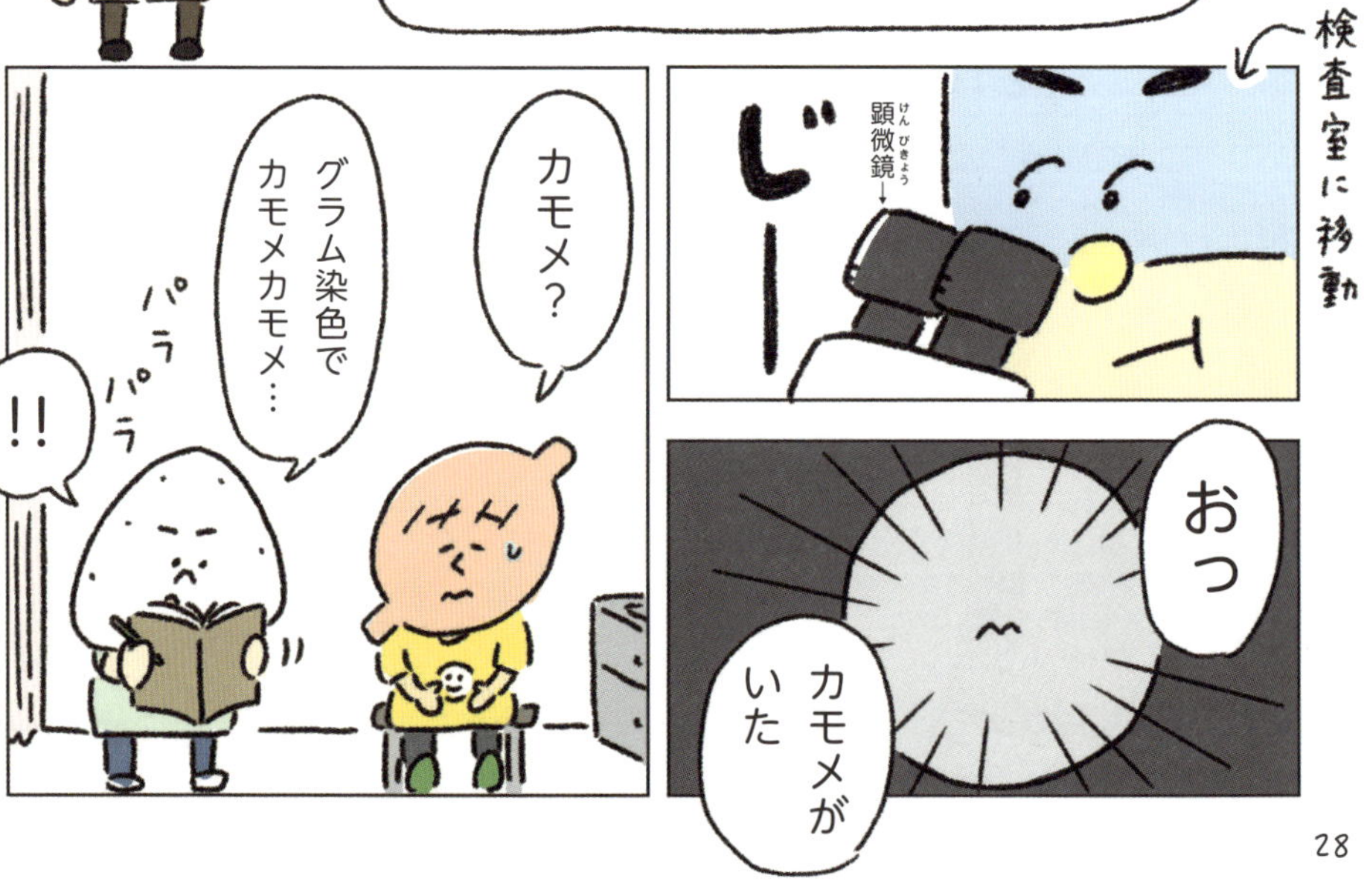

カモメ？
グラム染色でカモメカモメ…
パラパラ
!!
検査室に移動
顕《けん》微鏡《びきょう》
じー
おっ
カモメがいた

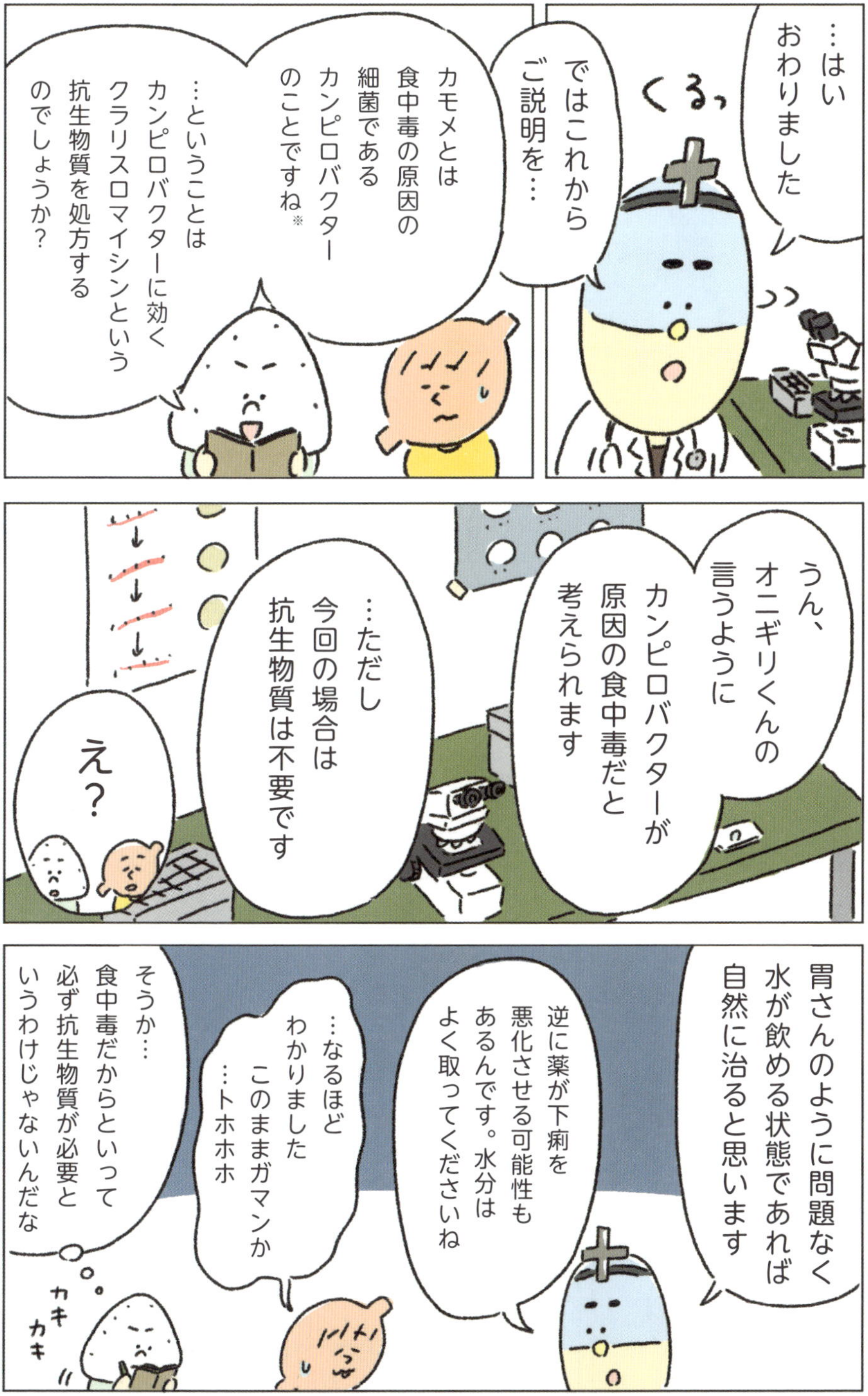
…はい
おわりました
くるっ
ではこれから
ご説明を…
カモメとは
食中毒の原因の
細菌である
カンピロバクター
のことですね※
…ということは
カンピロバクターに効く
クラリスロマイシンという
抗生物質を処方する
のでしょうか?
うん、
オニギリくんの
言うように
カンピロバクターが
原因の食中毒だと
考えられます
…ただし
今回の場合は
抗生物質は不要です
え?
胃さんのように問題なく
水が飲める状態であれば
自然に治ると思います
逆に薬が下痢を
悪化させる可能性も
あるんです。水分は
よく取ってくださいね
…なるほど
わかりました
このままガマンか
…トホホホ
そうか…
食中毒だからといって
必ず抗生物質が必要と
いうわけじゃないんだな
カキ
カキ

※グラム染色でカンピロバクターがカモメのように見えることから
ギリシャ語で〝曲がった〟を表す〝campylo〟に由来しています

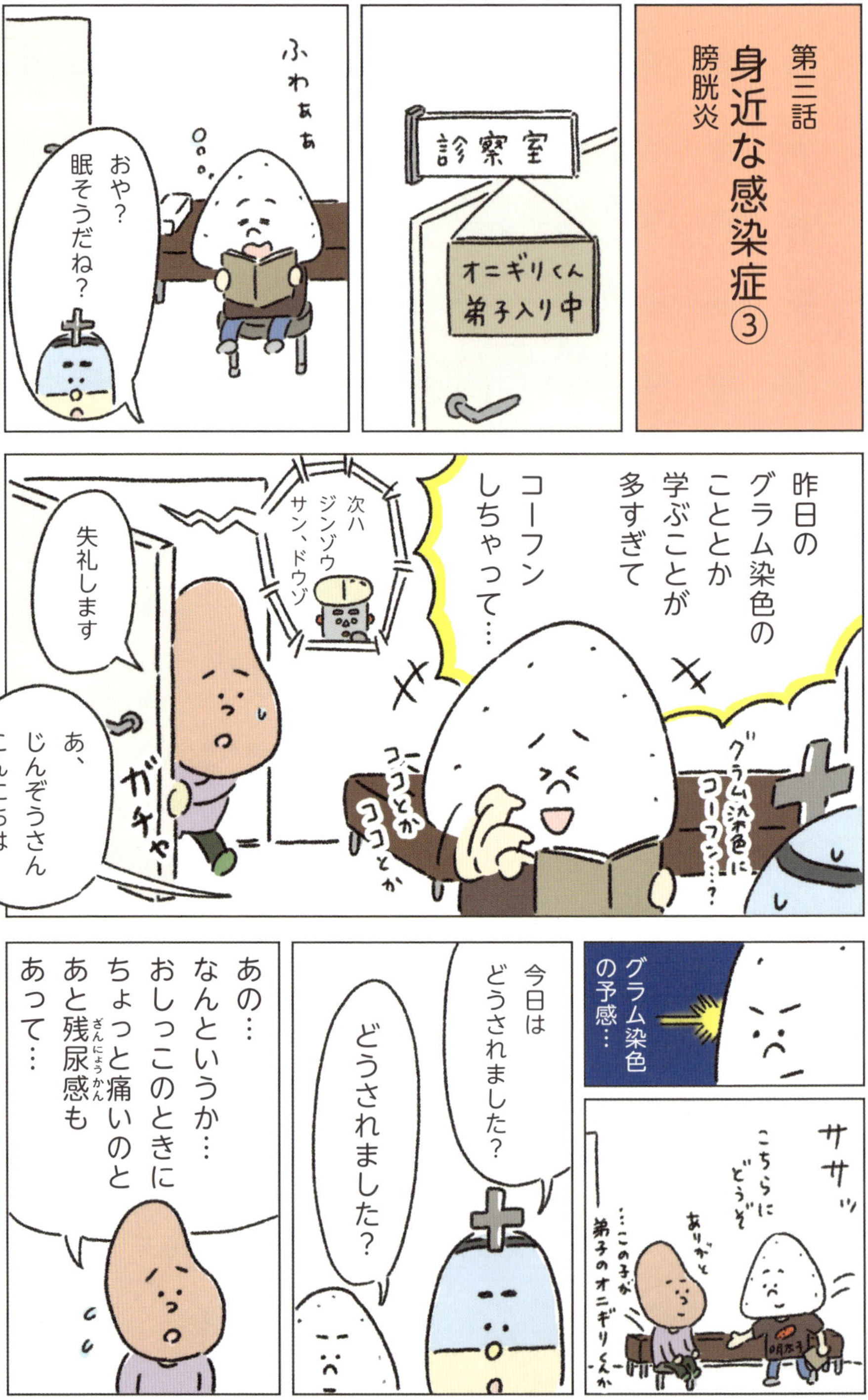
第三話
身近な感染症③
膀胱炎
診察室
オニギリくん弟子入り中
ふわぁぁ
おや？眠そうだね？
昨日のグラム染色のこととか学ぶことが多すぎてコーフンしちゃって…
グラム染色にコーフン…？
ココとかココとか
次ハジンゾウサン、ドウゾ
ガチャ
失礼します
あ、じんぞうさんこんにちは
グラム染色の予感…
ササッ
こちらにどうぞ
ありがと
…この子が弟子のオニギリくんか
今日はどうされました？
どうされました？
あの…なんというか…おしっこのときにちょっと痛いのとあと残尿感《ざんにょうかん》もあって…

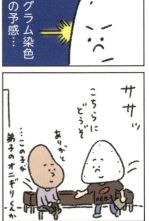

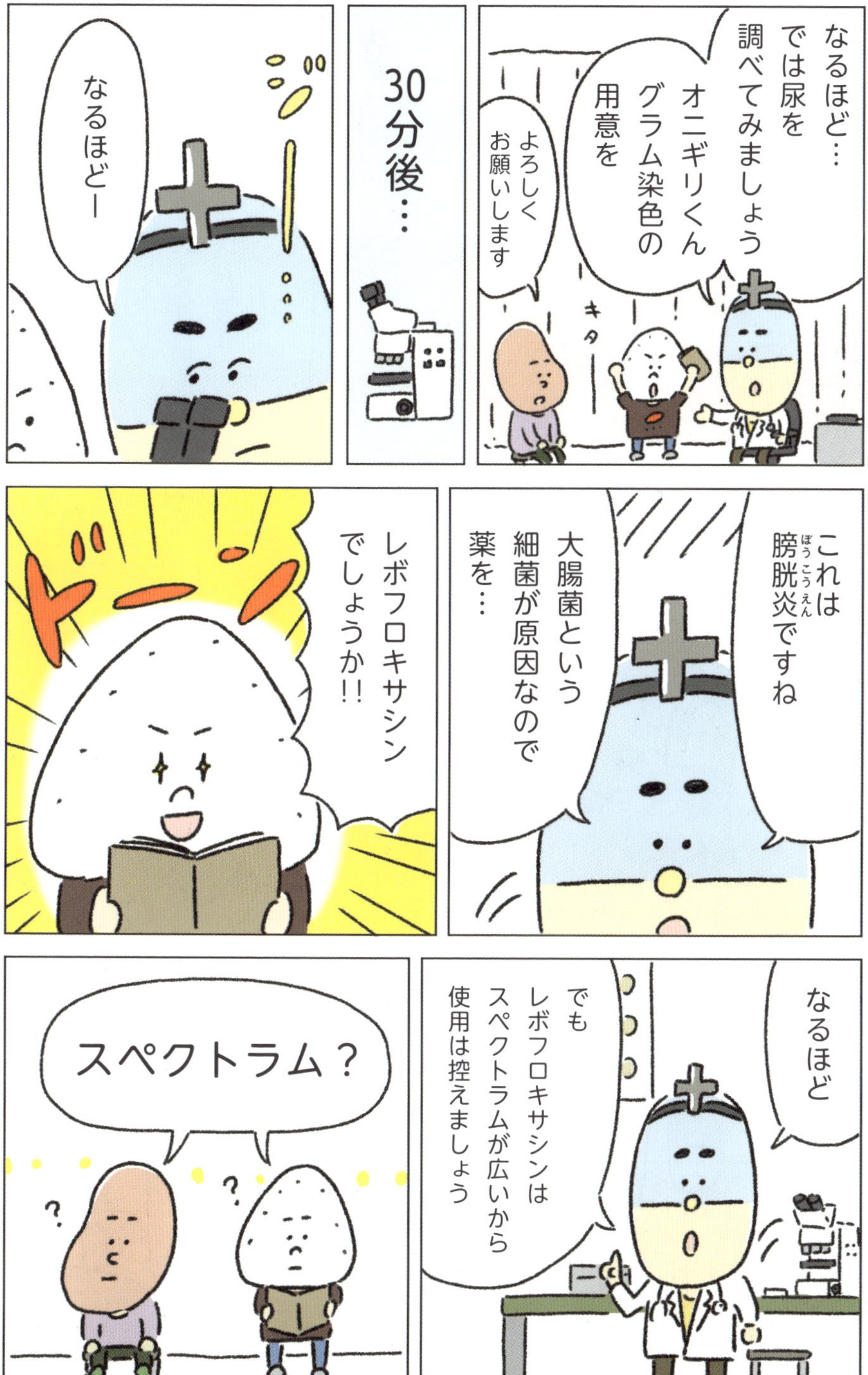
なるほど…では尿を調べてみましょう
オニギリくんグラム染色の用意を
よろしくお願いします
キタ
30分後…
なるほどー
これは膀胱炎《ぼうこうえん》ですね
大腸菌という細菌が原因なので薬を…
レボフロキサシンでしょうか!!
なるほど
でもレボフロキサシンはスペクトラムが広いから使用は控えましょう
スペクトラム？

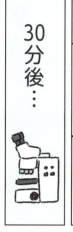

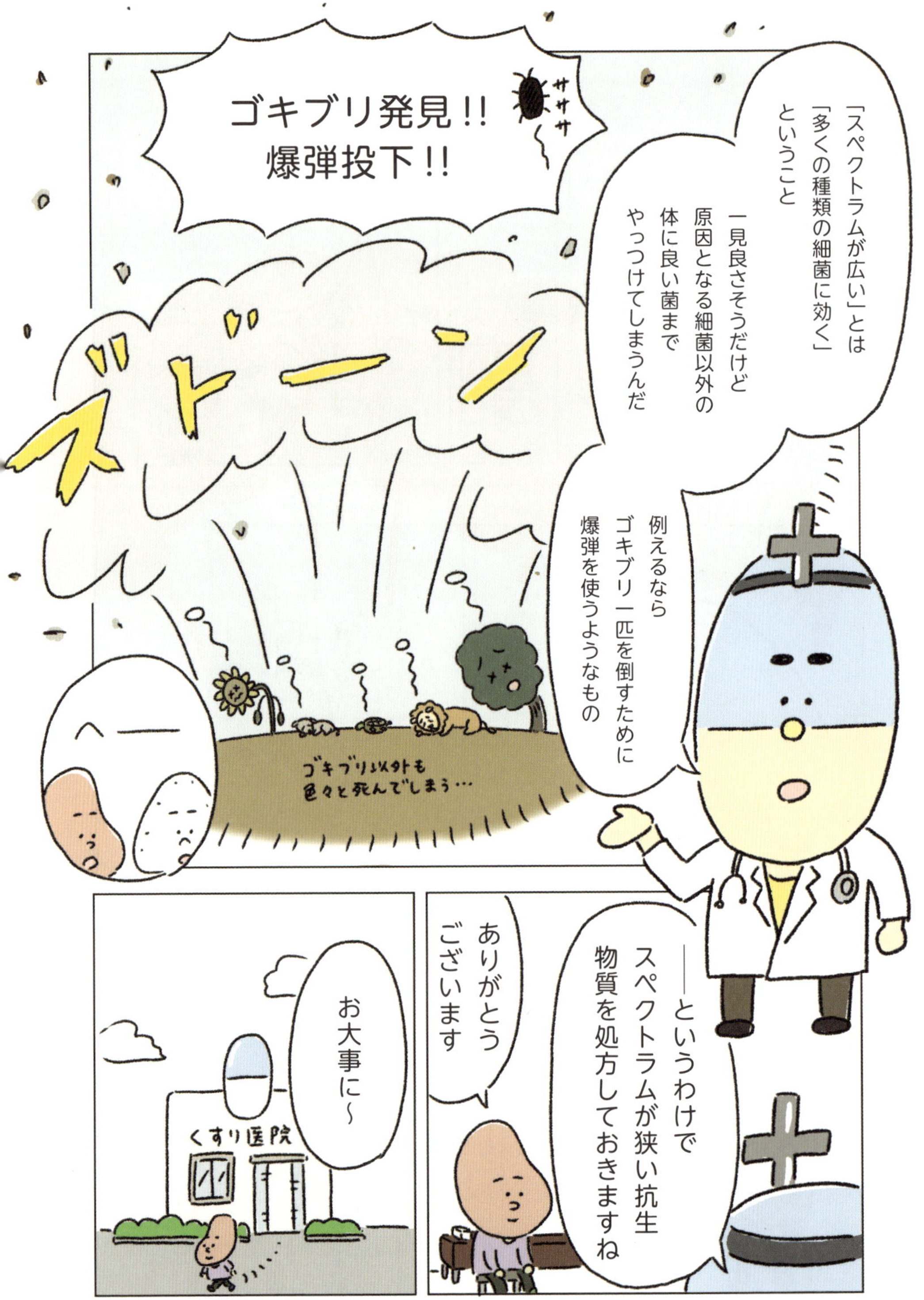
「スペクトラムが広い」とは「多くの種類の細菌に効く」ということ
一見良さそうだけど原因となる細菌以外の体に良い菌までやっつけてしまうんだ
例えるならゴキブリ一匹を倒すために爆弾を使うようなもの
ゴキブリ発見!! 爆弾投下!!
ササササ
ズドーン
ゴキブリ以外も色々と死んでしまう…
へー
――というわけでスペクトラムが狭い抗生物質を処方しておきますね
ありがとうございます
お大事に～
くすり医院

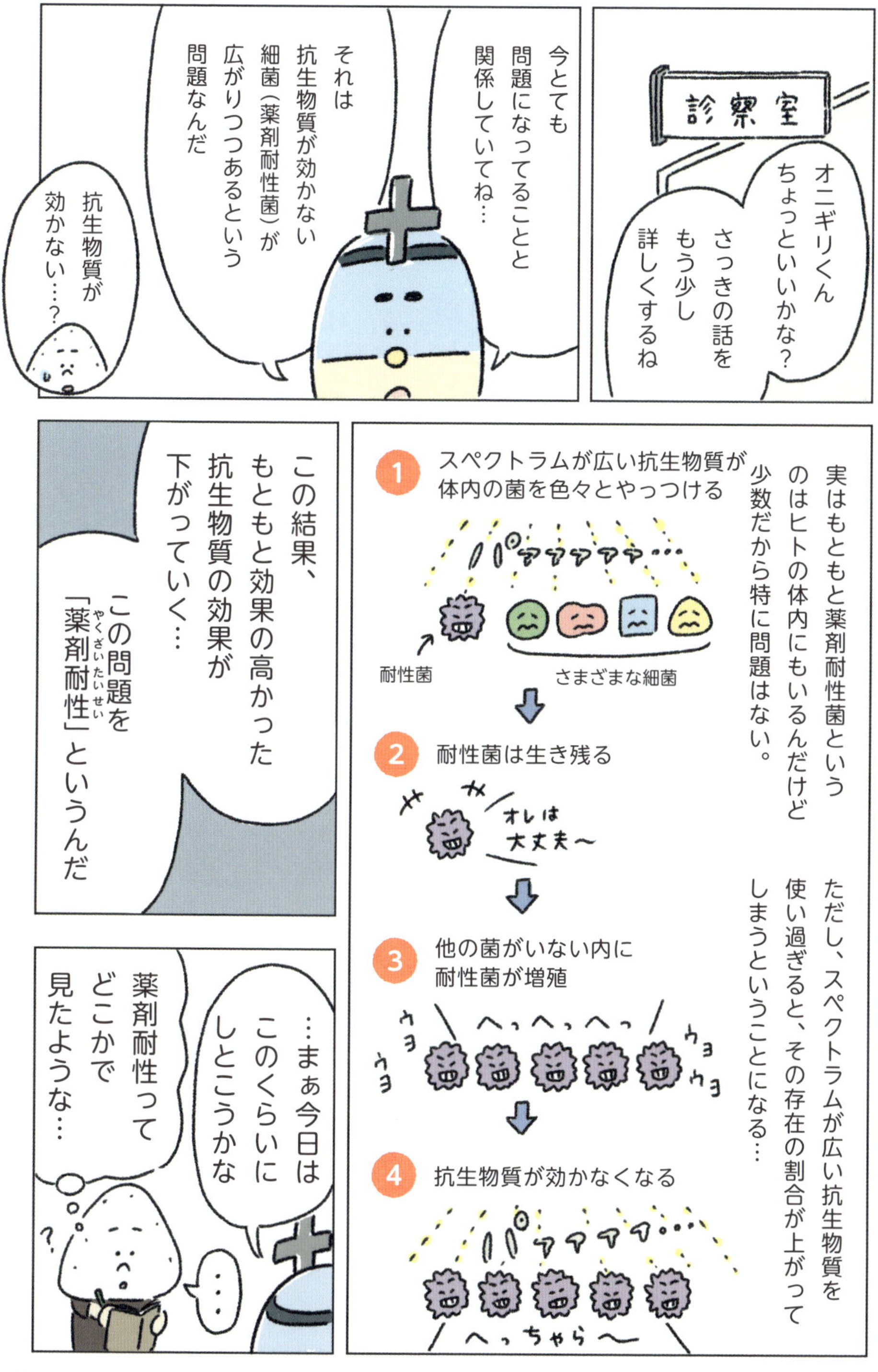

診察室
オニギリくん ちょっといいかな？
さっきの話を もう少し 詳しくするね
今とても 問題になってることと 関係していてね…
それは 抗生物質が効かない 細菌（薬剤耐性菌）が 広がりつつあるという 問題なんだ
抗生物質が 効かない…？
実はもともと薬剤耐性菌という のはヒトの体内にもいるんだけど 少数だから特に問題はない。
ただし、スペクトラムが広い抗生物質を 使い過ぎると、その存在の割合が上がって しまうということになる…
1 スペクトラムが広い抗生物質が 体内の菌を色々とやっつける
パァァァァァ…
耐性菌
さまざまな細菌
2 耐性菌は生き残る
キャ
オレは 大丈夫〜
3 他の菌がいない内に 耐性菌が増殖
へっへっへっ
ウヨ ウヨ
ウヨ ウヨ
4 抗生物質が効かなくなる
パァァァァ…
へっちゃら〜
この結果、 もともと効果の高かった 抗生物質の効果が 下がっていく…
この問題を 「薬剤耐性《やくざいたいせい》」というんだ
…まぁ今日は このくらいに しとこうかな
…
薬剤耐性って どこかで 見たような…
?

風邪《かぜ》

風邪《かぜ》は、「風邪症候群《かぜしょうこうぐん》」や「感冒《かんぼう》」などともいわれますが、医学的には急性《きゅうせい》（急に起きる）気道《きどう》（鼻、喉、気管、肺といった空気の通り道）感染症《かんせんしょう》の1つの病型です。厚生労働省《こうせいろうどうしょう》の患者調査（2014年10月）によると、風邪により1日あたり病院にかかる人の割合は、人口10万人あたり195人と報告されています。また、1960年代にアメリカで行われた研究では、年間で風邪にかかる平均回数は、10歳未満で3〜7回、10〜39歳で2〜3回、40歳以上で1〜2回と、年齢が高くなればなるほど、かかる回数が少ないことが示されています。

急性気道感染症は、

・**鼻症状：鼻汁《びじゅう》（鼻みず）、鼻閉《びへい》（鼻づまり）**

・**咽頭症状《いんとうしょうじょう》：咽頭痛《いんとうつう》（のどの痛み）**
・**下気道《かきどう》症状：せき、たん**

の3つの症状の違いによって、**風邪**、**急性副鼻腔炎《きゅうせいふくびくうえん》**、**急性咽《きゅうせいいん》頭炎《とうえん》**、**急性気管支炎《きゅうせいきかんしえん》**の4つに分けられます。

風邪は、**発熱の有無は問わず、鼻症状、咽頭症状、下気道症状の3系統の症状が「同時に」「同程度」**存在す**る病態**です。

急性副鼻腔炎は発熱の有無を問わず、鼻症状を主な症状とする病態で、咽頭症状や下気道症状は目立ちません。

急性咽頭炎は、咽頭症状を主な症状とする病態で、鼻症状や下気道症状は目立ちません。

急性気管支炎は、発熱や痰の有無は問わず、下気道症状を主な症状とする病態です。

これら4つの病型は図1のようなイメージです。

さて、皆さんは、風邪に対して抗生物質《こうせいぶっしつ》をほしいと考えたり、お医者さんに抗生物質をください、と言ったり、実際に病院で抗生物質をもらったことはないですか？　漫画でもありましたが、**風邪の原因はウイルス**

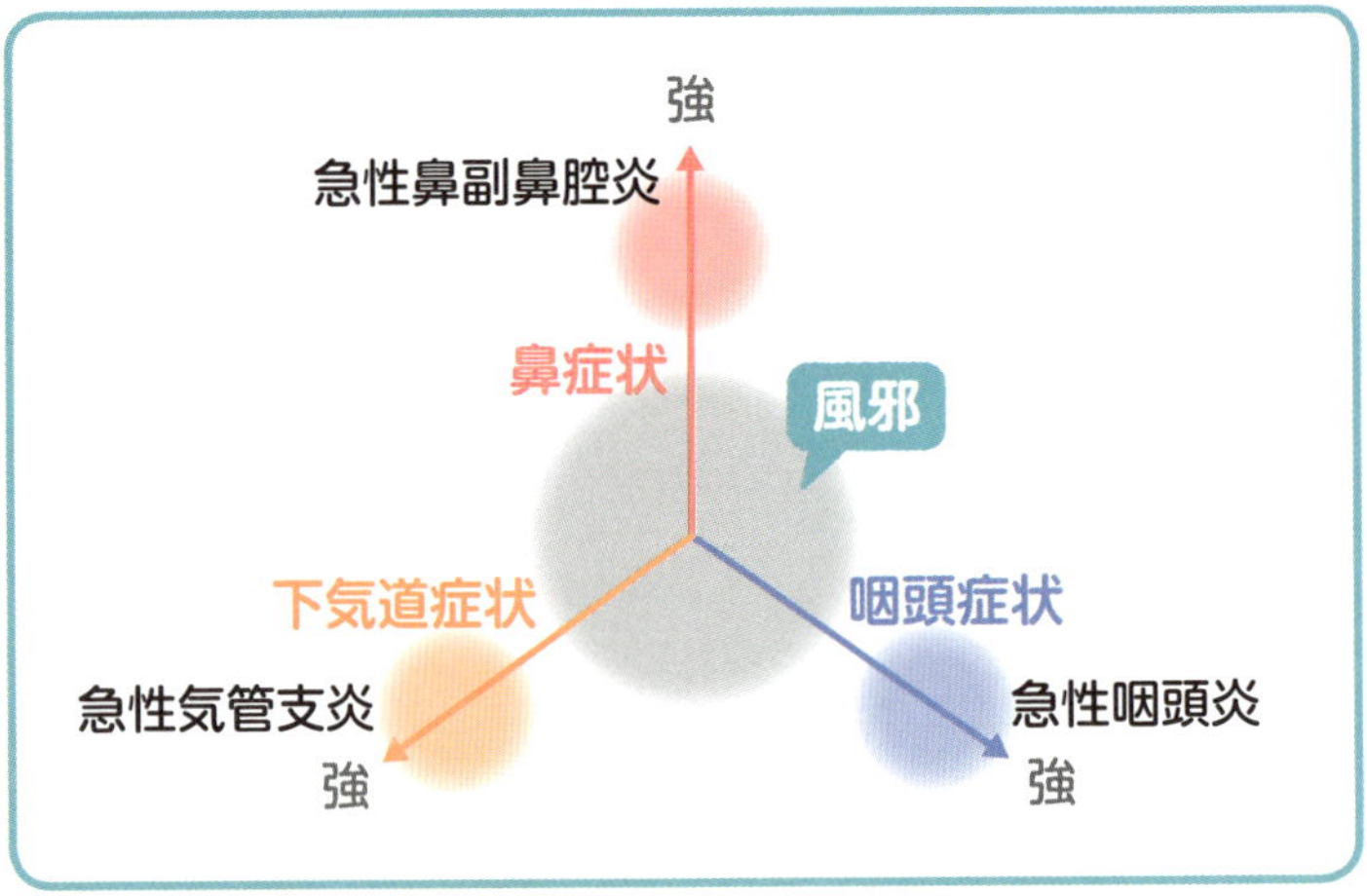

図1　急性気道感染症の病型分類のイメージ

（厚生労働省健康局結核感染症課：抗微生物薬適正使用の手引き，第一版，2017より引用，一部改変）

であって細菌ではありません。ウイルスには抗生物質は効きませんので、効果がないばかりか、薬疹《やくしん》（薬による発疹、ぶつぶつやかゆみが出ること）や、腎臓《じんぞう》や肝臓《かんぞう》という臓器に負担がかかってしまうことで、本来は起きる必要のない副作用が出てしまう可能性もあります。また、後ろの章で詳しく説明しますが、風邪に対して抗生物質を使用することは、「薬剤耐性《やくざいたいせい》」をすすめてしまうことにもなります。

風邪の1番の治療は、自宅安静です。栄養のある食事、十分な睡眠をとり、安静にすることです。風邪は、問題がなければ通常は、2、3日でよくなっていきます。反対に、しっかりと安静にしているにもかかわらず、症状が悪化する場合は「肺炎《はいえん》」という、細菌が原因で、抗生物質が必要な病気を考える必要があります。肺炎の場合は、38℃以上の高熱が4、5日以上続いたり、脈拍が1

分あたり100回以上になったり、呼吸の回数が速く（1分あたり24回以上に）なることがあります。これらの症状が出るような場合は、再び病院を受診することを考えてください。

食中毒《しょくちゅうどく》（急性下痢症《きゅうせいげりしょう》）

食中毒《しょくちゅうどく》や食あたりは、医学的には急性下痢症《きゅうせいげりしょう》と言います。急性下痢症は、急性発症《きゅうせいはっしょう》（発症から14日間以内）で、軟便《なんべん》（やわらかい便）または水様便《すいようべん》（水っぽい便）が普段の排便回数よりも1日あたり3回以上増えている状態と定義されます。

急性下痢症の90%以上は感染性《かんせんせい》、残りの10%程度は薬剤性《やくざいせい》（抗生物質が原因でも起きます）、中毒性《ちゅうどくせい》などであり、ほかの病気の一つの症状として下痢を伴うこともあります。つまり、下痢があるからといってすべてが食中毒であるとは限らないことに注意が必要です。感染性の急性下痢症は、吐き気やおう吐、腹痛、腹部膨満《ふくぶぼうまん》（おなかのはり）、発熱、血便、テネスムス（しぶり腹。便意が頻回に生じること）などを伴うことがあります。急性感染性下痢症《きゅうせいかんせんせいげりしょう》は、「胃腸炎《いちょうえん》」や「腸炎《ちょうえん》」などとも呼ばれることがありますが、中にはおう吐症状が目立ち、下痢の症状が目立たない場合もあります。

厚生労働省の患者調査（２０１４年10月実施）によると、食中毒により１日あたり病院にかかる人の割合は、人口10万人あたり24人と報告されています。**食中毒の大部分はウイルス性**で、冬季に流行するノロウイルスやロタウイルスなどが代表例です。急性下痢症の原因となりうる細菌としては、カンピロバクター、非チフス性サルモネラ属《ぞく》菌《きん》、腸管出血性大腸菌《ちょうかんしゅっけつせいだいちょうきん》、ビブリオが代表的です。そして、食中毒の原因を突き止めるのための重要な情報としては、症状の出た時期、ほかに伴っている症状（発熱、腹痛、血便の有無）、疑わしい食事歴、抗生物質の投与歴、同じような症状の人との接触したかどうかなどが挙げられます。特におう吐が目立つ場合には、ウイルス性の感染症や毒素《どくそ》（生物が生みだす毒性のある物質）による食中毒の可能性が高いと指摘されています。吐き気やおう吐は、消化器疾患以外（急性心筋梗塞《きゅうせいしんきんこうそく》や、頭蓋内《ずがいない》の出血やがんなど）でも伴うことがあるとされており、急性胃腸炎の診断で入院した患者のうち約3割が腸管感染症以外の病気であったとする報告もあります。くり返しになりますが、症状のみをもって、「食中毒」と決めつけることは控える必要があります。特に下痢を伴わない場合には注意が必要です。

次に食中毒の治療についてです。**食中毒の大部分を占めるウイルスに対して抗生物質は効きません。**また、**細菌による食中毒も多くの場合は自然に治ります**ので、水が飲めて体調がとても悪くない人には抗生物質はいりません。逆に、抗生物質がおなかの正常な細菌を壊してしまい、下痢が悪くなってしまうことがあります。**ウイルス性でも細菌性でも食中毒の一番の治療は体から水分がなくならないように水分をよく飲むことと、消化のよい、おかゆやうどんなどの食事をとって、おなかを安静にすること**です。

みなさんは食中毒になって点滴を希望したことはないですか？　点滴の水分はポカリスエットといった体内から失われた水分やミネラル

を補う健康飲料の成分と変わりませんので、**口から水分をとることができる状態であれば点滴は不要**です。また、下痢止めは原因のウイルスや細菌を体内にとどめてしまい、逆に状態が悪くなることがありますので、飲むのをやめましょう。**薬を飲む場合は、お腹の調子を整える整腸剤を飲みましょう。**

膀胱炎《ぼうこう》

膀胱炎は、**頻尿《ひんにょう》（おしっこの回数が通常より多い）、残尿感《ざんにょうかん》（おしっこをしたにもかかわらず残っている感じがある）、排尿困難《はいにょうこんなん》（おしっこが出にくい）、下腹部痛《かふくぶつう》、血尿などを主な症状とする膀胱の炎症です。**主な

原因は細菌が尿路《にょうろ》（おしっこの通り道）を逆行することにより起こります（本来、おしっこは腎臓で処理されて尿管から膀胱を経て尿道を通って排泄されるのですが、反対に、尿道《にょうどう》→膀胱《ぼうこう》→尿《にょう》管《かん》→腎臓《じんぞう》と逆行してしまうことにより起こります）。トイレを我慢したり、水分が足りないときに起こりやすくなります。膀胱炎の原因細菌の80％以上が大腸菌で、残りはクレブシエラ菌、プロテウス菌という細菌です。

膀胱炎はよくある感染症の一つですが、あなどってはいけません。細菌による炎症が膀胱でとどまれば膀胱炎のみですが、さらに上にあがって腎臓に炎症がおよぶと**腎盂腎炎《じんうじんえん》（腎盂炎《じんうえん》）**になります（**図2**、膀胱炎や腎盂腎炎といった尿路の感染症を尿路感染症《にょうろかんせんしょう》と呼びます）。腎盂腎炎は、膀胱炎の症状に加えて**38℃以上の発熱、腰や**

背中の痛み（腎臓が腰から背中にかけて位置するためです）、**吐き気・おう吐**（炎症がおよんだ腎臓が腹膜《ふくまく》という膜を刺激するためです）を認めます。一般的に中が空洞《くうどう》となっている臓器（管腔臓器《かんくうぞうき》）は発熱を起こしません。膀胱は管腔臓器である一方、腎臓は中が空洞ではない（実質《じっしつ》

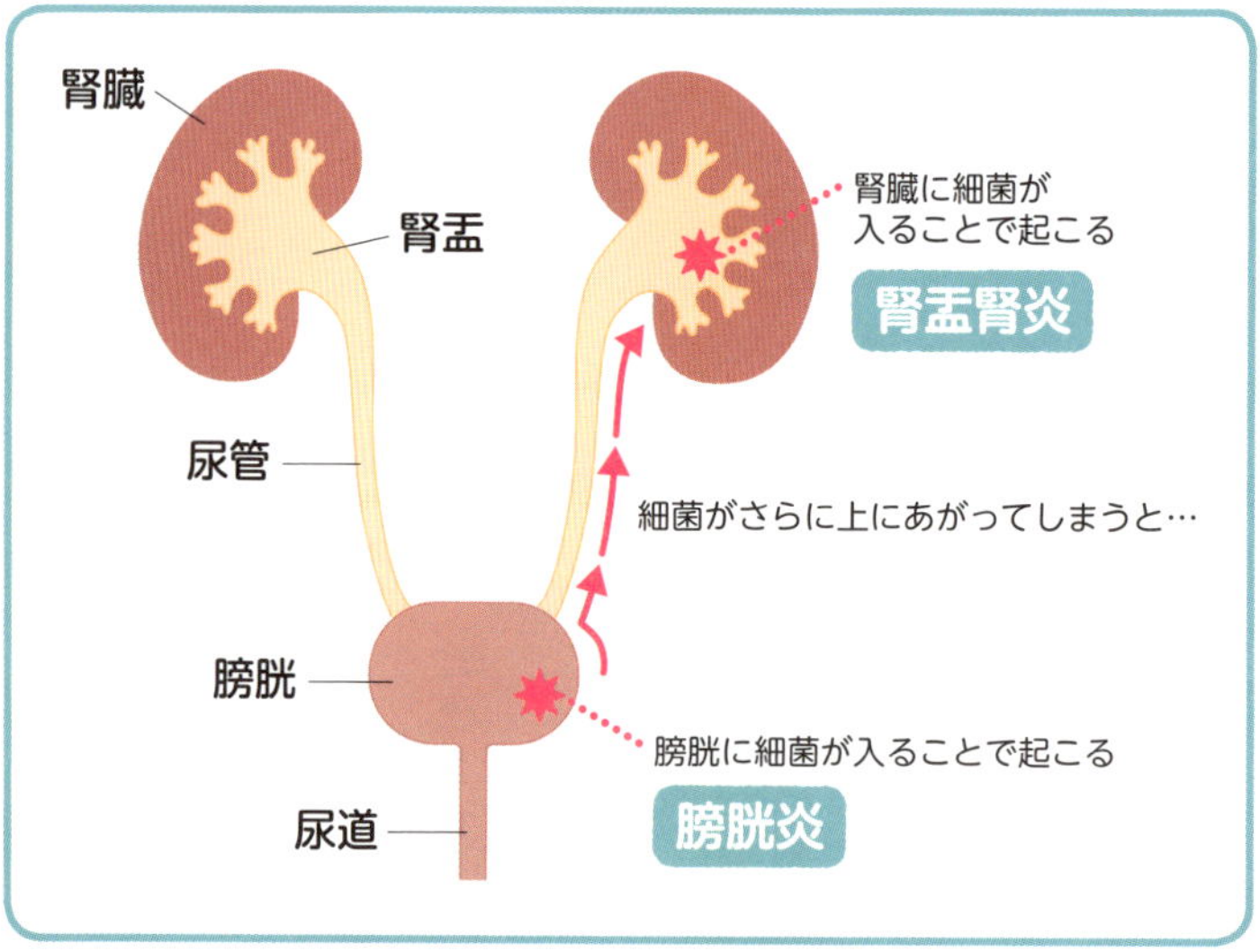

図2 膀胱炎と腎盂腎炎

臓《ぞう》器《き》と呼びます）ので炎症がおよぶと発熱を起こします。

なお、腎盂腎炎が非常にこわい理由は、**腎盂腎炎の約10％は腎臓から血液に細菌が侵入して血《けつ》流《りゅう》感《かん》染《せん》症《しょう》**という病態を起こしてしまうためです。血液の流れにのった細菌は、血液が流れている全身にいきわたっていろいろな症状を起こしてしまいます。膀胱炎は一般的には血流感染症にはなりません。そのため、膀胱炎の時点で早めに治すことが大切です。

膀胱炎も腎盂腎炎も大腸菌といった細菌が原因なので**抗生物質による治療**が必要になります。血流感染症を起こしてしまう可能性のある腎盂腎炎は、しっかりと治療するために、一般的には入院して点滴の抗生物質による治療が必要になります。一方、膀胱炎は飲み薬による抗生物質の治療で十分とされています。

そして、マンガでくすり先生も言っていましたが、飲み薬であっても点滴であっても抗生物質を使うときは、**スペクトラムが狭《せま》い抗生物質を使うこと**が大切です。「スペクトラムが広い」とは、「たくさんの種類の細菌に効く」ということです。「スペクトラムが狭い」とは「原因となる細菌を狙い撃ちにする」ということです。

具体的に説明すると、細菌Aが原因の膀胱炎のときに、細菌A、細菌B、細菌C、細菌D、細菌Eといったたくさんの種類の細菌に効果がある抗生物質を「スペクトラムが広い抗生物質」と呼び、細菌Aのみにしか効果がない抗生物質を「スペクトラムが狭い抗生物質」と呼びます。複数の細菌に効果があるので、スペクトラムが広い抗生物質でも一見、良さそうですが、「スペクトラムが広い抗生物質」は原因となる細菌以外の細菌（今回は細菌BからE）までの体に悪くない正常な細菌（例えば、おなかの中の細菌）まで壊してしまいます。耐性菌は元から体の中にある程度はいるのですが、スペクトラムが広い抗生物質によって体に悪くない正常な細菌がいなくなってしまうことで、生き残った耐性菌はさらに増えてしまいます。実際に、むやみに抗生物質を使えばそれに耐性をもつ菌が増えることが明らかになっています（詳しくは2章で説明します）。**スペクトラムが広い抗生物質の代表にレボフロキサシン**があります。レボフロキサシンは1日1回1錠で効果が十分にあるのでよく処方されています。レボフロキサシンは膀胱炎の原因細菌である大腸菌以外の複数の細菌にも効果があり、さらには結核菌《けっかくきん》という非常にやっかいな細菌にも効果のある重要な抗生物質です。

そんな中、**日本ではレボフロキサシンがたくさん使わ**

れてきたので、レボフロキサシンが効かない大腸菌が増えてきており問題になっています。具体的には、大腸菌がレボフロキサシンに対して耐性をもつ割合は、２０１１年に約30％でしたが、２０１５年に約40％まで増加しています。その結果、膀胱炎の原因細菌の80％以上を占める大腸菌に耐性とされているレボフロキサシンを、膀胱炎に対して使うことはもはや意味がなく、さらに耐性を高めてしまう可能性があります。このような理由から抗生物質を使うときは、原因細菌を狙い撃ちする「スペクトラムが狭い抗生物質」を使うことが大切です。

また、膀胱炎は正しい抗生物質を使うことに加えて、普段から**水をよく飲むこと、トイレをガマンしないこと**も大切です。

くすり先生《せんせい》のマトメ

- 風邪には抗生物質は効きません。
- 食中毒にはたいていの場合、抗生物質は必要ありません。
- 膀胱炎には抗生物質が効きますが、原因細菌を狙い撃ちする抗生物質を使いましょう。

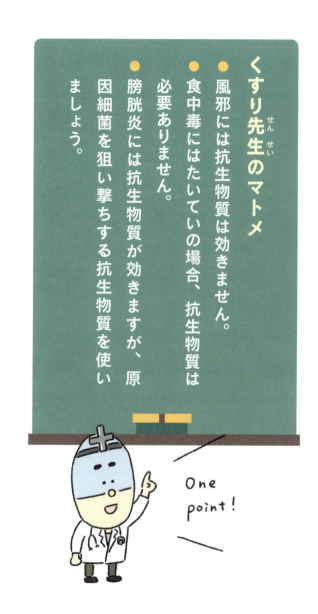

用語解説②

● かぜ

鼻、のど、気管の上部といった気道（空気の通り道）の上部に起こる「急性気道感染症」の一つ。読者のみなさんも一度はなったことがあるのではないでしょうか？ くしゃみ、鼻水、のどの痛みなどを引き起こします。ウイルスが原因で起こるため、抗生物質は効きません。十分な食事・睡眠をとって安静にすることが重要です。「風邪症候群《かぜしょうこうぐん》」「感冒《かんぼう》」とも呼ばれます。一般的には数日で快方に向かいます。

● 食中毒《しょくちゅうどく》

下痢、吐き気やおう吐、腹痛などを起こす感染症の一つ。こちらも、読者のみなさんも一度はなったことがあるのではないでしょうか？ ウイルスが大きな原因であることが多く、その場合抗生物質は効きません。水分や消化によいものをとって、おなかを安静にすることが重要です。下痢止めは、原因の微生物を体の中にとどめてしまうので、飲むことはやめましょう。「急性下痢症」「急性胃腸炎」とも呼ばれます。一般的には数日で快方に向かいます。

● 膀胱炎《ぼうこうえん》

尿路感染症（おしっこの通り道に起こる感染症）の一つ。尿が出にくくなる、尿の回数が多くなる、尿を出すときに痛みを伴う、などを引き起こします。細菌が主な原因であることが多く、その場合は抗生物質が必要になります。膀胱炎では普通、熱は出ません。熱が出るようならば、さらに進行した「腎盂腎炎《じんうじんえん》」が疑われます。抗生物質に加えて、水分をたくさんとることが大切です。予防としてはトイレを我慢することはやめましょう。

● ワクチン

毒性を弱めた病原体などを体に前もって投与することで、病気に対する抵抗力を高め、病気にかからない、または症状を軽くする予防注射。母子手帳には、子どもの時のワクチン接種の記録が保存されているので大切に保管しておきましょう。

● グラム染色《せんしょく》

細菌を色素によって染め分ける方法の一つ。細菌の構造の違いによって紫色（グラム陽性菌）、または赤色（グラム陰性菌）に染まり、細菌を大きく２つに分類することでより適切な抗生物質を選ぶことができます。1884年、ハンス・グラムによって発明されました。一部の病院やクリニックでは院内で実施しています。

2章

抗生物質と薬剤耐性の成り立ち

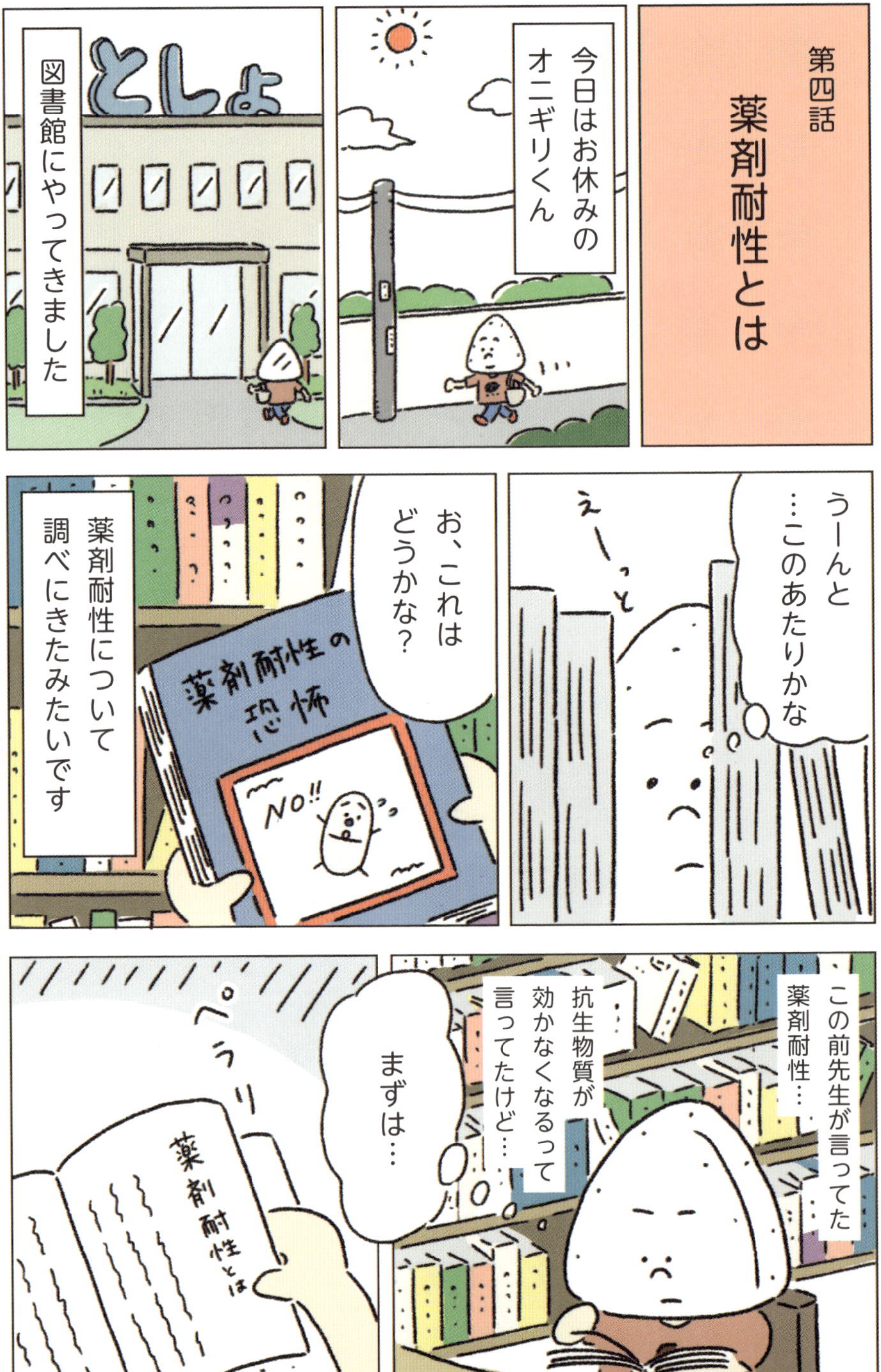
第四話
薬剤耐性とは
今日はお休みのオニギリくん
としょ
図書館にやってきました
うーんと…このあたりかな
えーっと
お、これはどうかな?
薬剤耐性の恐怖
NO!!
薬剤耐性について調べにきたみたいです
この前先生が言ってた薬剤耐性…
抗生物質が効かなくなるって言ってたけど…
まずは…
ペラリ
薬剤耐性とは

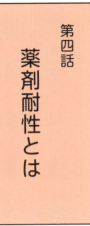

※ Antimicrobial Resistance のこと

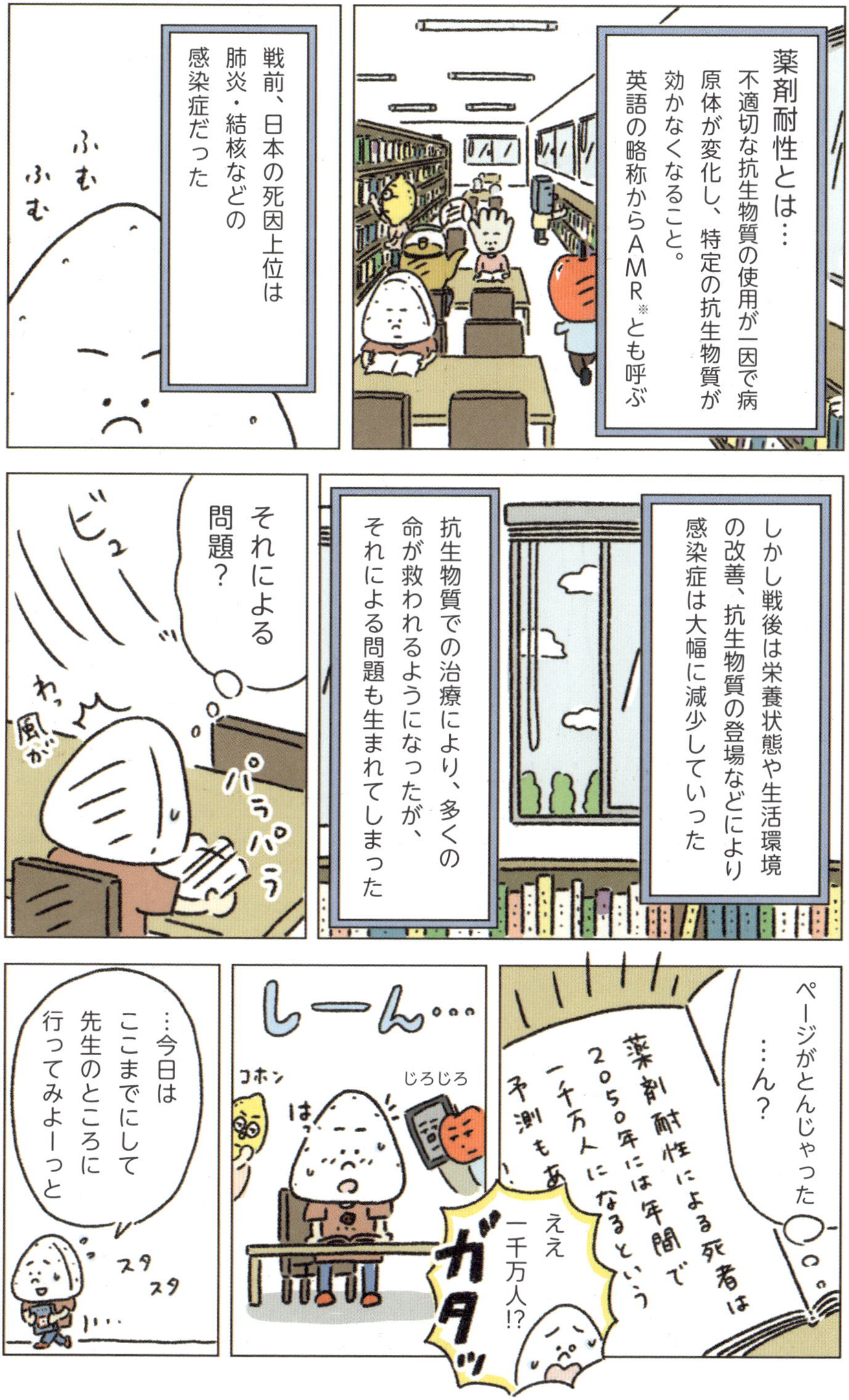
薬剤耐性とは…
不適切な抗生物質の使用が一因で病原体が変化し、特定の抗生物質が効かなくなること。
英語の略称からAMR※とも呼ぶ
戦前、日本の死因上位は肺炎・結核などの感染症だった
ふむふむ
しかし戦後は栄養状態や生活環境の改善、抗生物質の登場などにより感染症は大幅に減少していった
抗生物質での治療により、多くの命が救われるようになったが、それによる問題も生まれてしまった
それによる問題？
ビュ
わっ風が
パラパラ
ページがとんじゃった
…ん？
薬剤耐性による死者は2050年には年間で一千万人になるという予測もあ
ええ一千万人!?
ガタッ
しーん…
コホン
じろじろ
はっ
…今日はここまでにして先生のところに行ってみよーっと
スタスタ

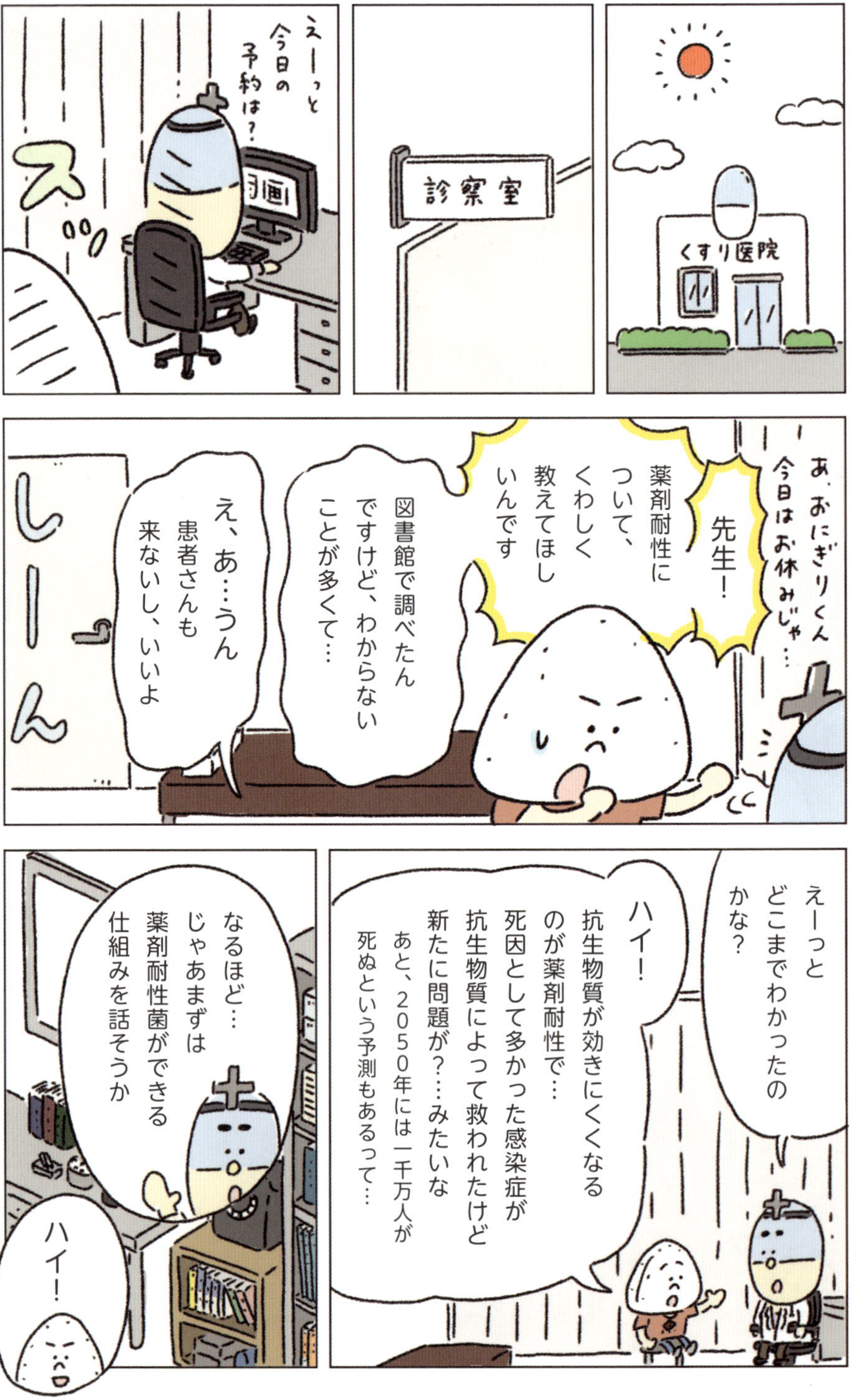

くすり医院
診察室
えーっと今日の予約は？
ス
あ、おにぎりくん今日はお休みじゃ…
先生！
薬剤耐性について、くわしく教えてほしいんです
図書館で調べたんですけど、わからないことが多くて…
え、あ…うん
患者さんも来ないし、いいよ
しーん
えーっとどこまでわかったのかな？
ハイ！
抗生物質が効きにくくなるのが薬剤耐性で…死因として多かった感染症が抗生物質によって救われたけど新たに問題が？…みたいな
あと、2050年には一千万人が死ぬという予測もあるって…
なるほど…じゃあまずは薬剤耐性菌ができる仕組みを話そうか
ハイ！

薬剤耐性菌ができるしくみ

1

ふだん、体の中にはさまざまな細菌がいるが、お互いにバランスを保っている

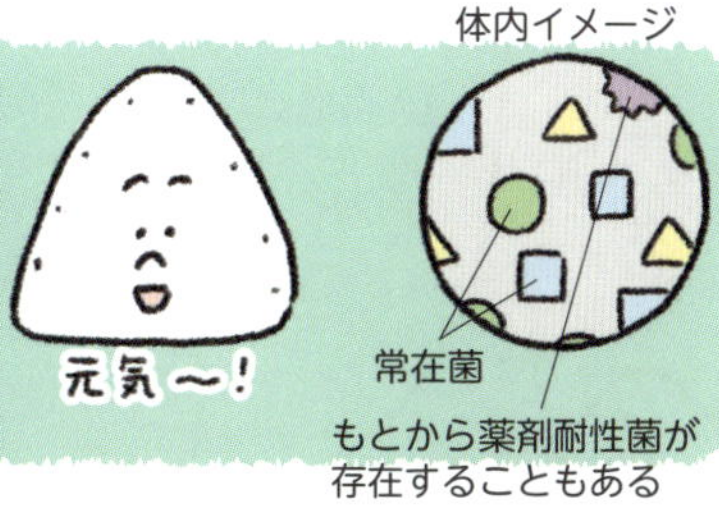
元気〜!
体内イメージ
常在菌
もとから薬剤耐性菌が存在することもある

2

何かのきっかけで病原菌が体内に侵入し、感染症を発症する

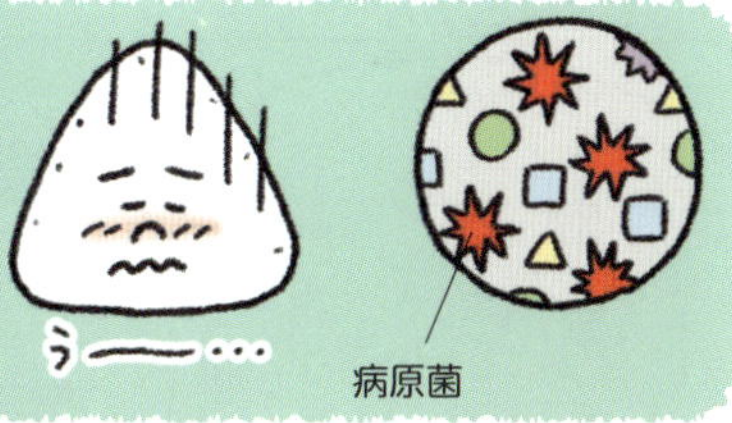
う――…
病原菌

3

抗生物質を飲んで治療を始めると、もとからいた体に害のない細菌（常在《じょうざい》菌《きん》）も病原菌と一緒に退治してしまう

※スペクトラムが広い抗生物質だと、より多くの常在菌が消えてしまう（p.32参照）

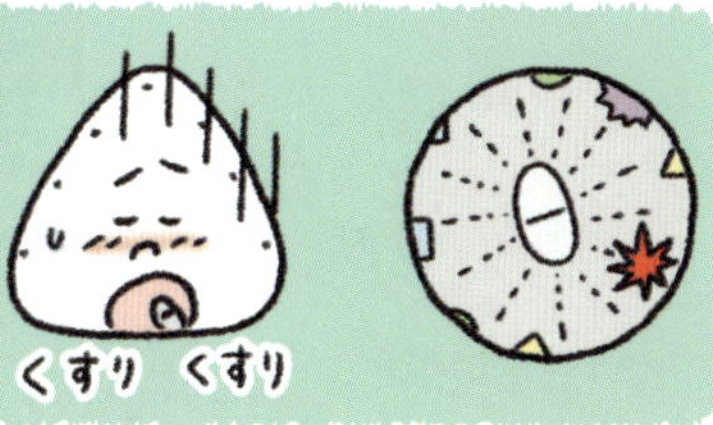
くすり　くすり

4

もとからいる薬剤耐性菌（少量では悪さはしない）が生き残っていたり、退治しきれなかった病原菌が薬剤耐性菌に変化しやすい環境になる

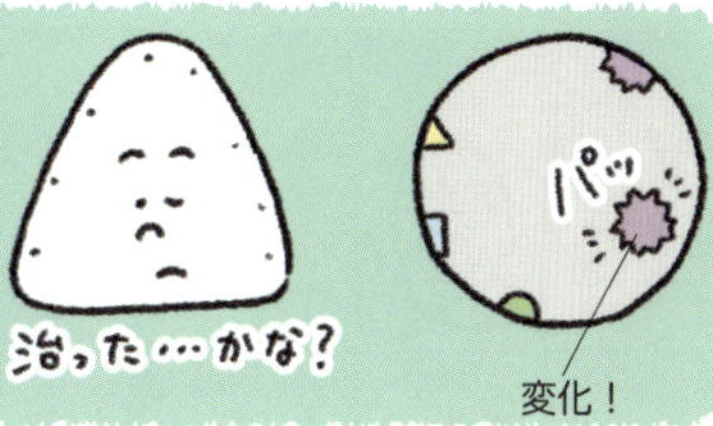
治った…かな?
パッ
変化!

5

ほかの細菌がいない間に薬剤耐性菌が増殖し、体内の細菌バランスがおかしくなる

※一定の時間がたつと元の体内環境に戻ることもある

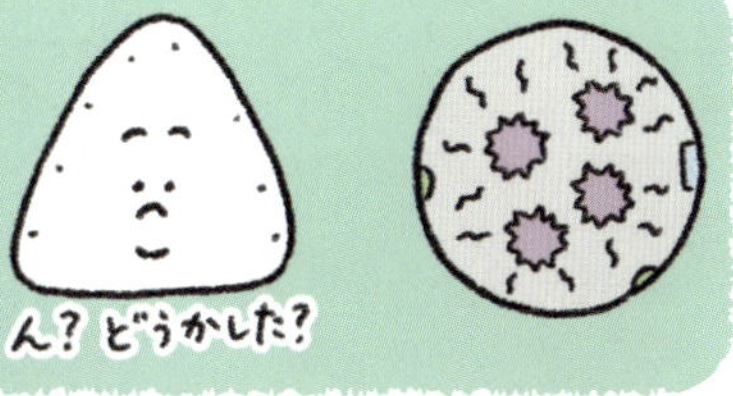
ん? どうかした?

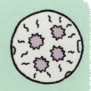

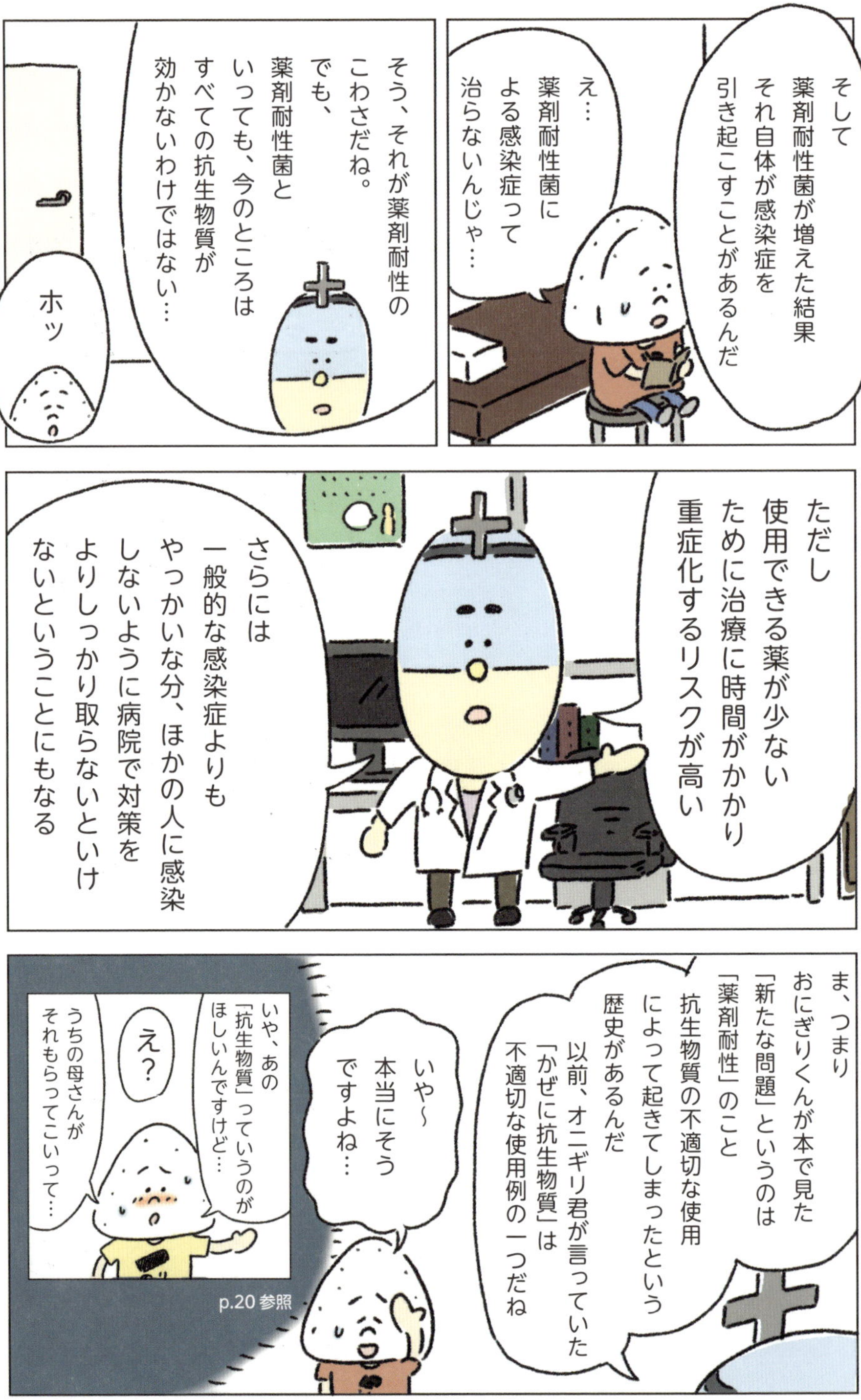
そして薬剤耐性菌が増えた結果それ自体が感染症を引き起こすことがあるんだ
え… 薬剤耐性菌による感染症って治らないんじゃ…
そう、それが薬剤耐性のこわさだね。でも、薬剤耐性菌といっても、今のところはすべての抗生物質が効かないわけではない…
ホッ
ただし使用できる薬が少ないために治療に時間がかかり重症化するリスクが高い
さらには一般的な感染症よりもやっかいな分、ほかの人に感染しないように病院で対策をよりしっかり取らないといけないということにもなる
ま、つまりおにぎりくんが本で見た「新たな問題」というのは「薬剤耐性」のこと 抗生物質の不適切な使用によって起きてしまったという歴史があるんだ 以前、オニギリ君が言っていた「かぜに抗生物質」は不適切な使用例の一つだね
いや〜本当にそうですよね…
いや、あの「抗生物質」っていうのがほしいんですけど…
え？
うちの母さんがそれもらってこいって…
p.20 参照

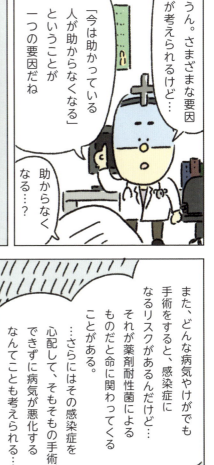

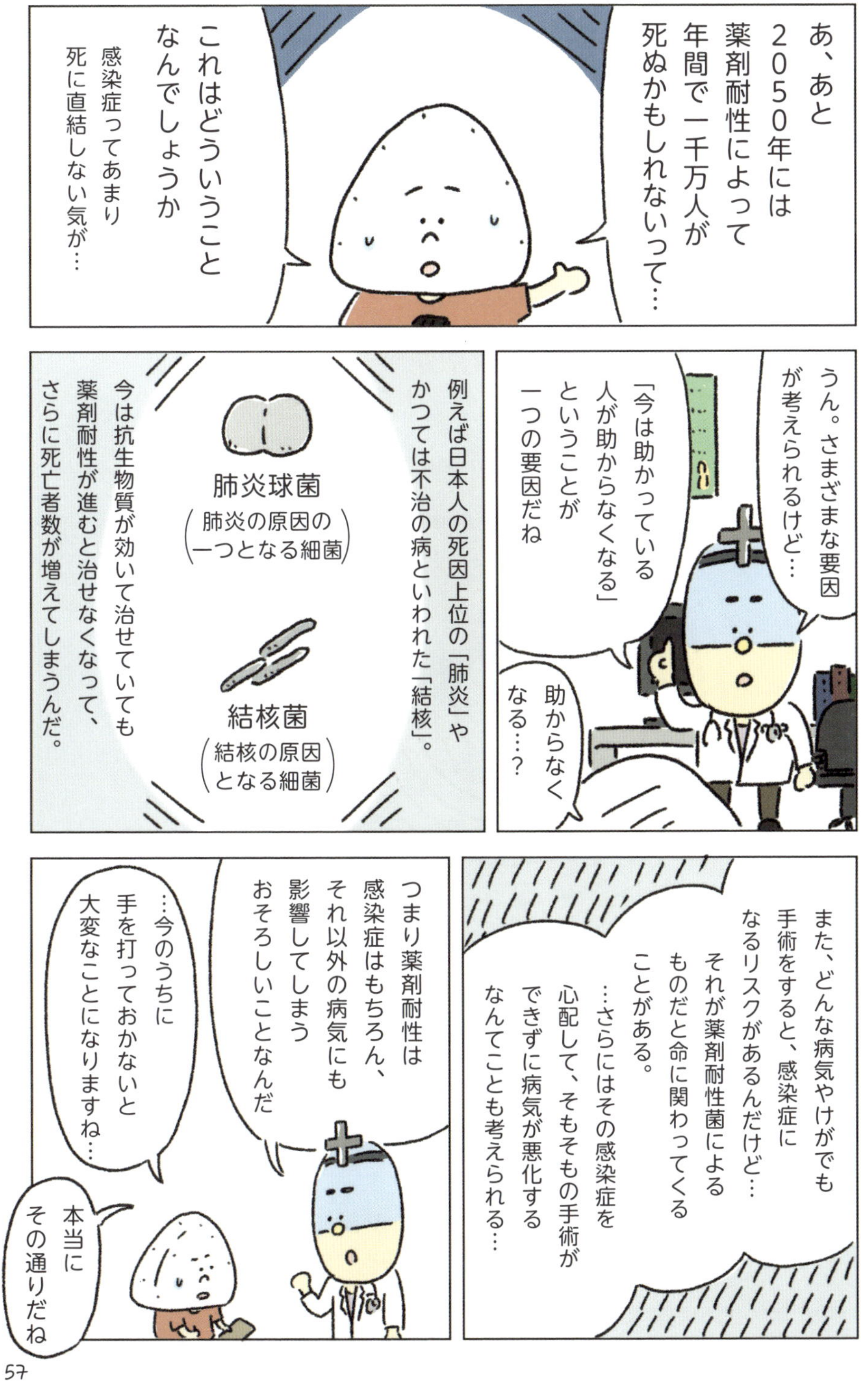
あ、あと2050年には薬剤耐性によって年間で一千万人が死ぬかもしれないって…

これはどういうことなんでしょうか
感染症ってあまり死に直結しない気が…

うん。さまざまな要因が考えられるけど…

「今は助かっている人が助からなくなる」ということが一つの要因だね
助からなくなる…？

例えば日本人の死因上位の「肺炎」やかつては不治の病といわれた「結核」。

肺炎球菌
（肺炎の原因の一つとなる細菌）

結核菌
（結核の原因となる細菌）

今は抗生物質が効いて治せていても薬剤耐性が進むと治せなくなって、さらに死亡者数が増えてしまうんだ。

また、どんな病気やけがでも手術をすると、感染症になるリスクがあるんだけど…

それが薬剤耐性菌によるものだと命に関わってくることがある。

…さらにはその感染症を心配して、そもそもの手術ができずに病気が悪化するなんてことも考えられる…

つまり薬剤耐性は感染症はもちろん、それ以外の病気にも影響してしまうおそろしいことなんだ
…今のうちに手を打っておかないと大変なことになりますね…

本当にその通りだね

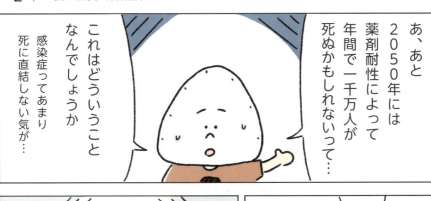

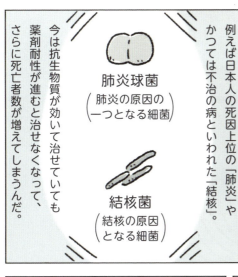

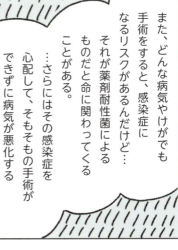

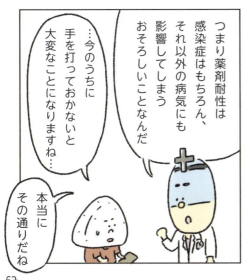

薬剤耐性菌による死者が2050年には1,000万人に！？

●世界における年間死亡者数とその原因の推計
(2013年と2050年の比較)

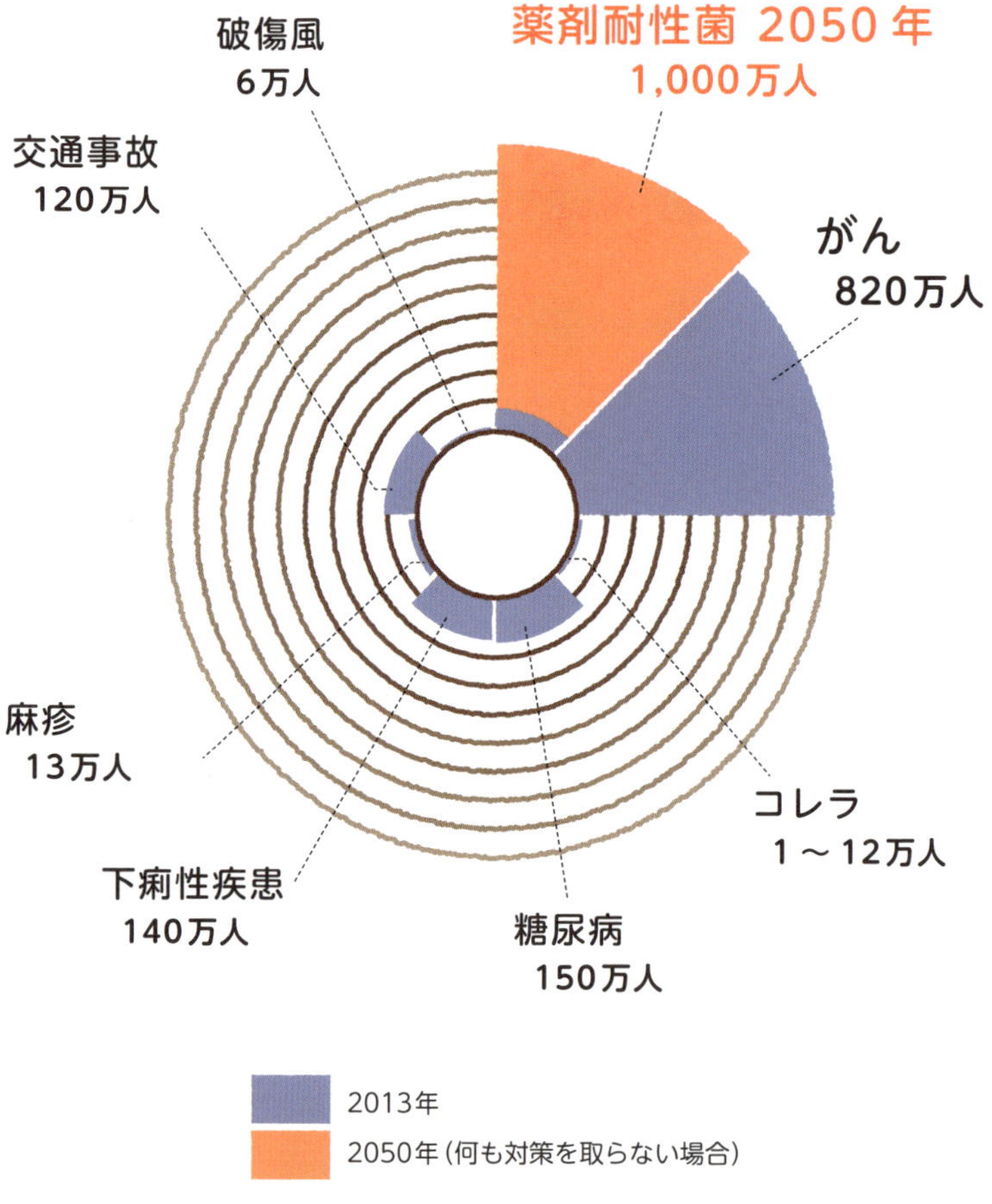

破傷風
6万人
薬剤耐性菌 2050年
1,000万人
交通事故
120万人
がん
820万人
麻疹
13万人
コレラ
1～12万人
下痢性疾患
140万人
糖尿病
150万人
2013年
2050年(何も対策を取らない場合)

薬剤耐性菌による死亡者数は2050年には1,000万人と、2013年の70万人から約15倍になると推定されています。この数は、2013年のがんによる死亡者数(820万人)を上回るとされます。

(The Review on Antimicrobial Resistanceのホームページより引用)

世界の地域別における薬剤耐性菌による死亡者数の推計（2050 年）

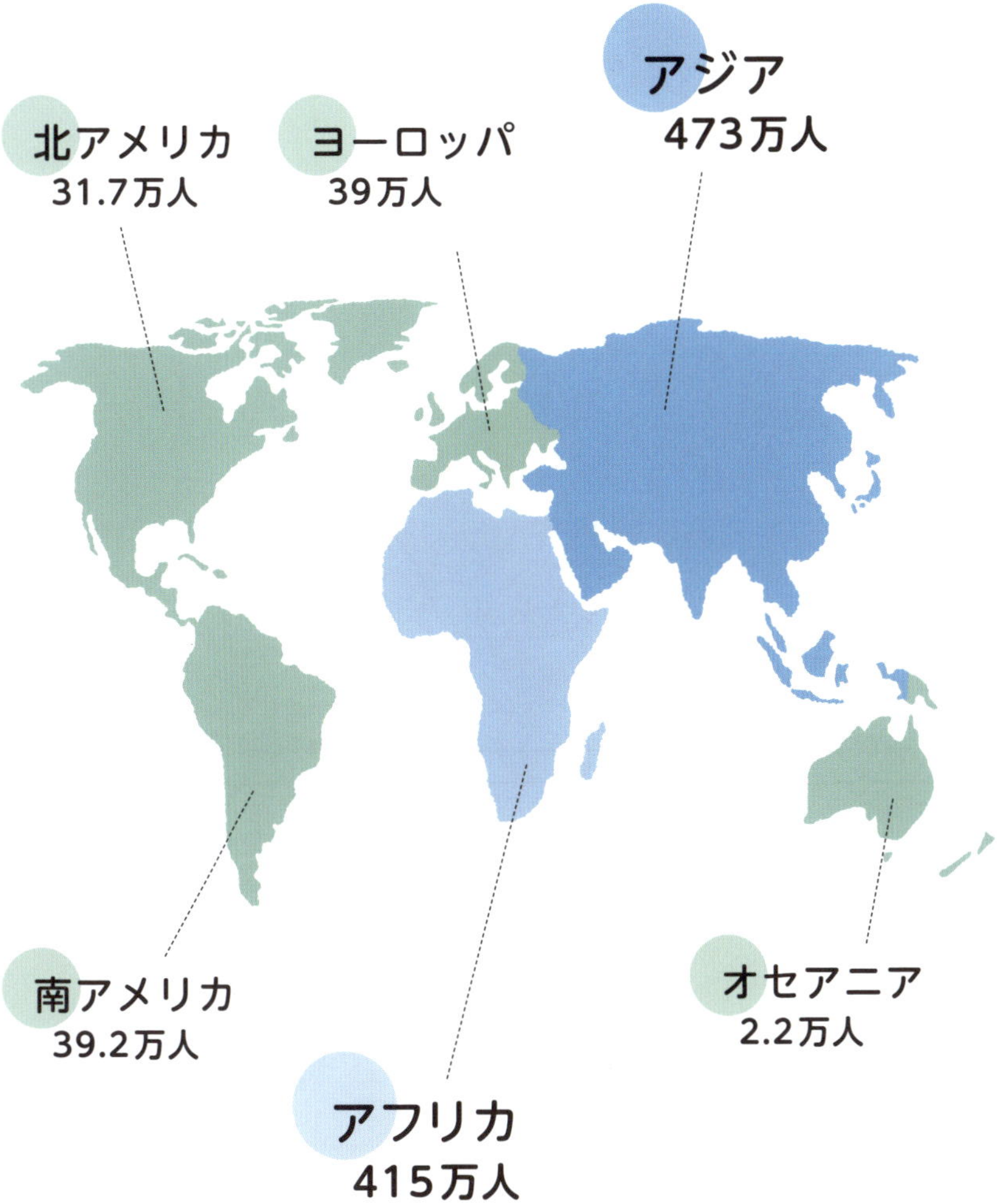
アジア
473万人
北アメリカ
31.7万人
ヨーロッパ
39万人
南アメリカ
39.2万人
オセアニア
2.2万人
アフリカ
415万人

2050年に予想される薬剤耐性菌による死亡者数1,000万人のうち、アジアでの死亡者数が全体の約半分を占める（473万人）と想定されています。

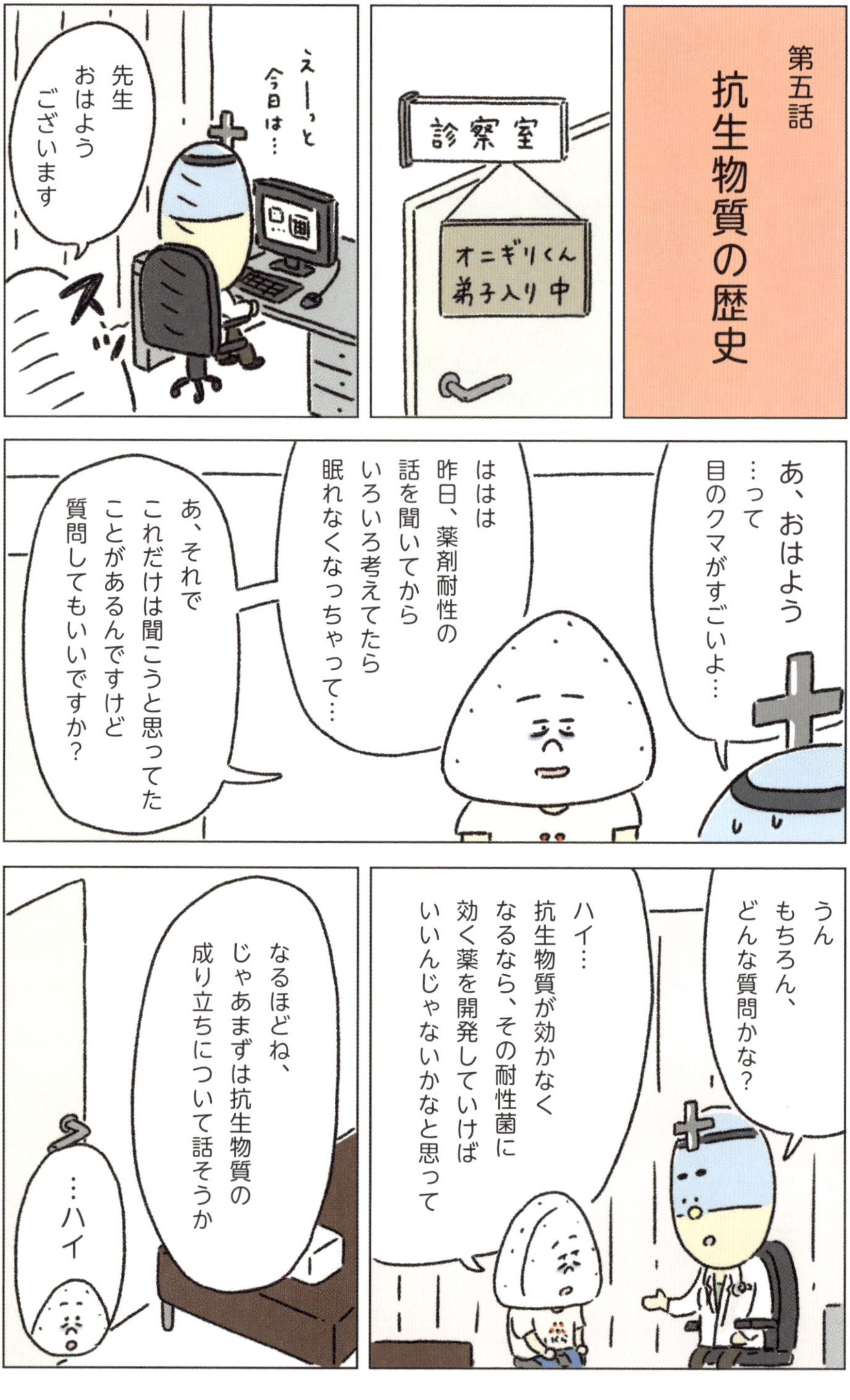
第五話
抗生物質の歴史
診察室
オニギリくん弟子入り中
えーっと今日は…
先生おはようございます
ズッ
あ、おはよう…って目のクマがすごいよ…
ははは昨日、薬剤耐性の話を聞いてからいろいろ考えてたら眠れなくなっちゃって…
あ、それでこれだけは聞こうと思ってたことがあるんですけど質問してもいいですか?
うん もちろん、どんな質問かな?
ハイ…抗生物質が効かなくなるなら、その耐性菌に効く薬を開発していけばいいんじゃないかなと思って
なるほどね、じゃあまずは抗生物質の成り立ちについて話そうか
…ハイ

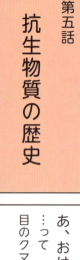

＼ 世界初の抗生物質 ／

ペニシリンの発見から実用化までをざっくり解説

①20世紀前まで、多くの感染症は自然治癒を待つしかなかった（治るか治らないかわからない）

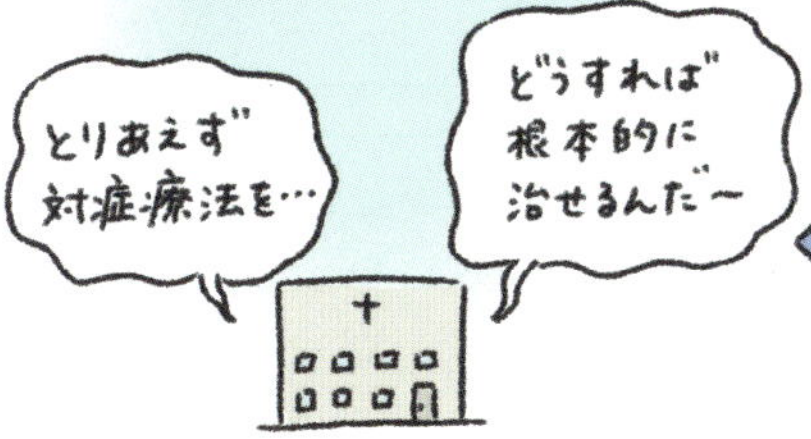
とりあえず対症療法を…
どうすれば根本的に治せるんだ〜

②そんな中、1928年、イギリスの医師フレミングは青カビの成分が細菌を殺すことをたまたま発見！その成分をペニシリンと命名

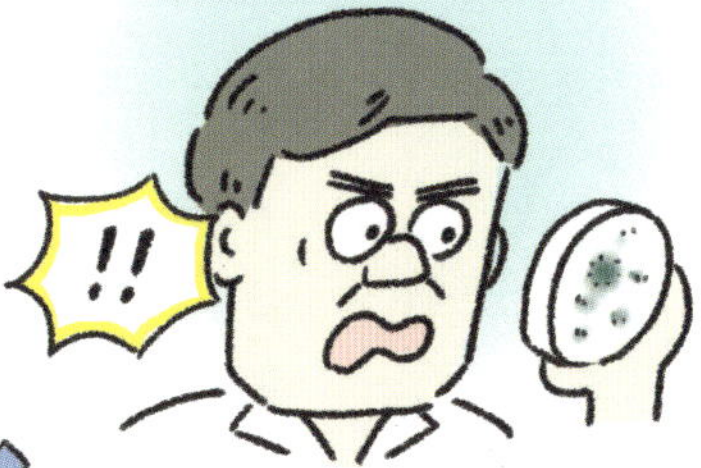
!!

③1929年、彼は論文を発表したが当時はあまり注目されず、実用化に至らなかった

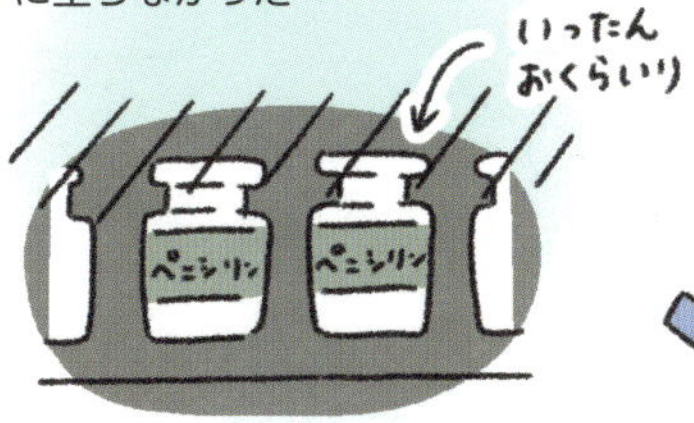
いったんおくらいり
ペニシリン
ペニシリン

④1938年、細菌学者のフローリーと化学者チェインがたまたまフレミングの論文を発見

おお!!
すごい！
フローリー
チェイン

⑤その後の彼らの努力によってペニシリンの効果が証明され実用化に至る。これにより多くの人々を感染症から救うことに成功

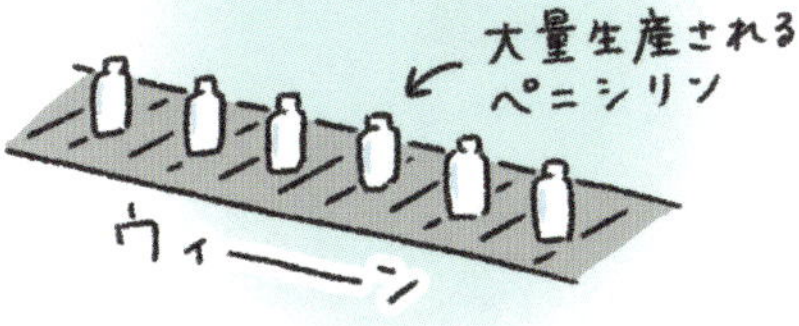
大量生産されるペニシリン
ウィーーン

⑥1945年、これらの功績が認められフレミング、フローリー、チェインの3人にノーベル生理医学賞が授与された

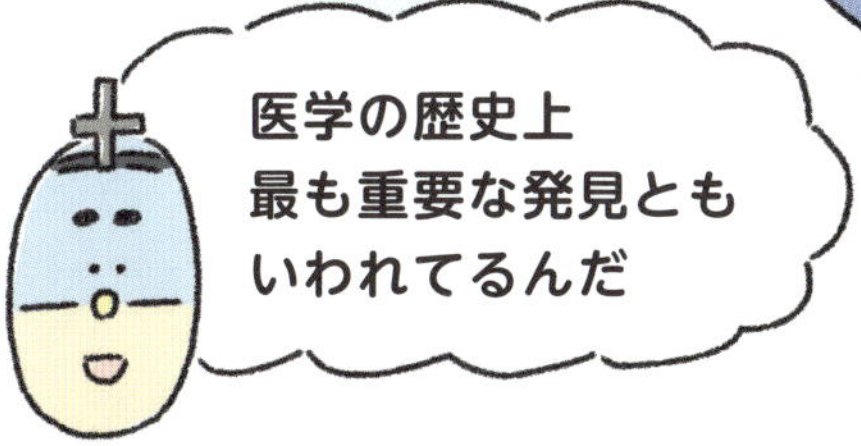
医学の歴史上
最も重要な発見とも
いわれてるんだ

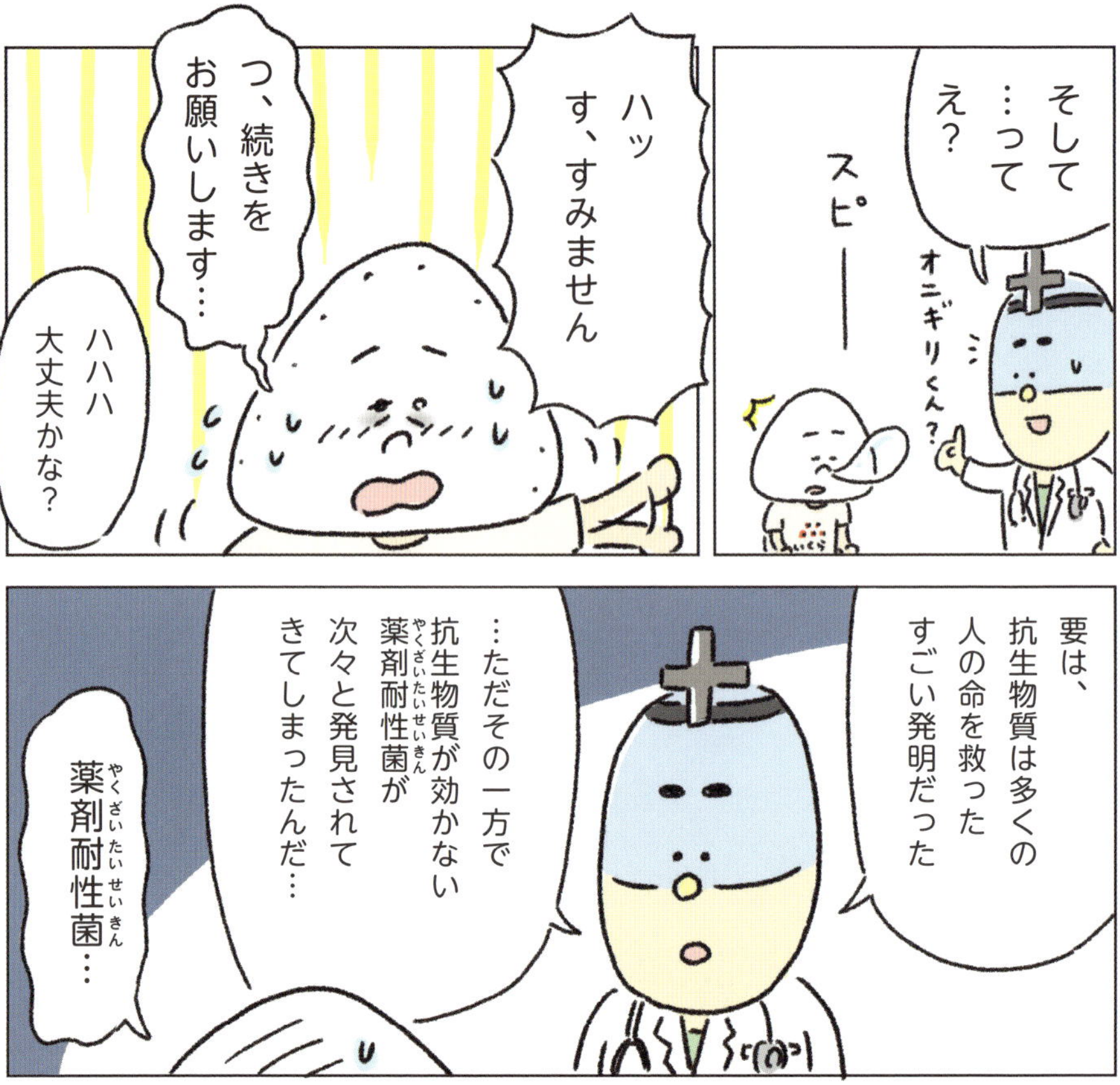

主な抗生物質の使用開始年と薬剤耐性菌の報告年（一部）

抗生物質（使用開始年）		薬剤耐性菌（報告年）
ペニシリン（1943年）	→	ペニシリン耐性肺炎球菌（1965年）
メチシリン（1960年）	→	メチシリン耐性黄色ブドウ球菌（1962年）
バンコマイシン（1972年）	→	バンコマイシン耐性黄色ブドウ球菌（2002年）
イミペネム（1985年）	→	イミペネム耐性腸内細菌科細菌（1998年）
レボフロキサシン（1996年）	→	レボフロキサシン耐性肺炎球菌（1996年）

などなど

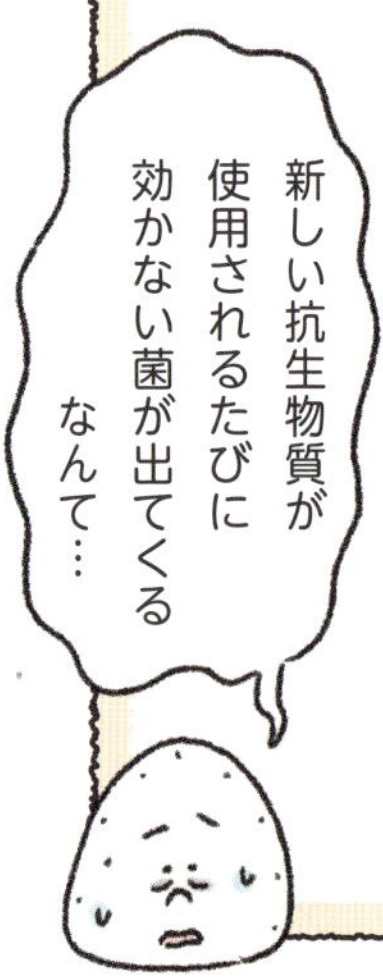

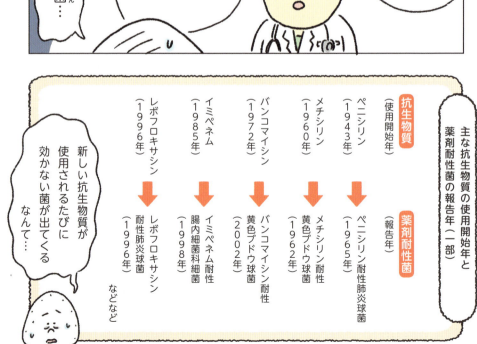

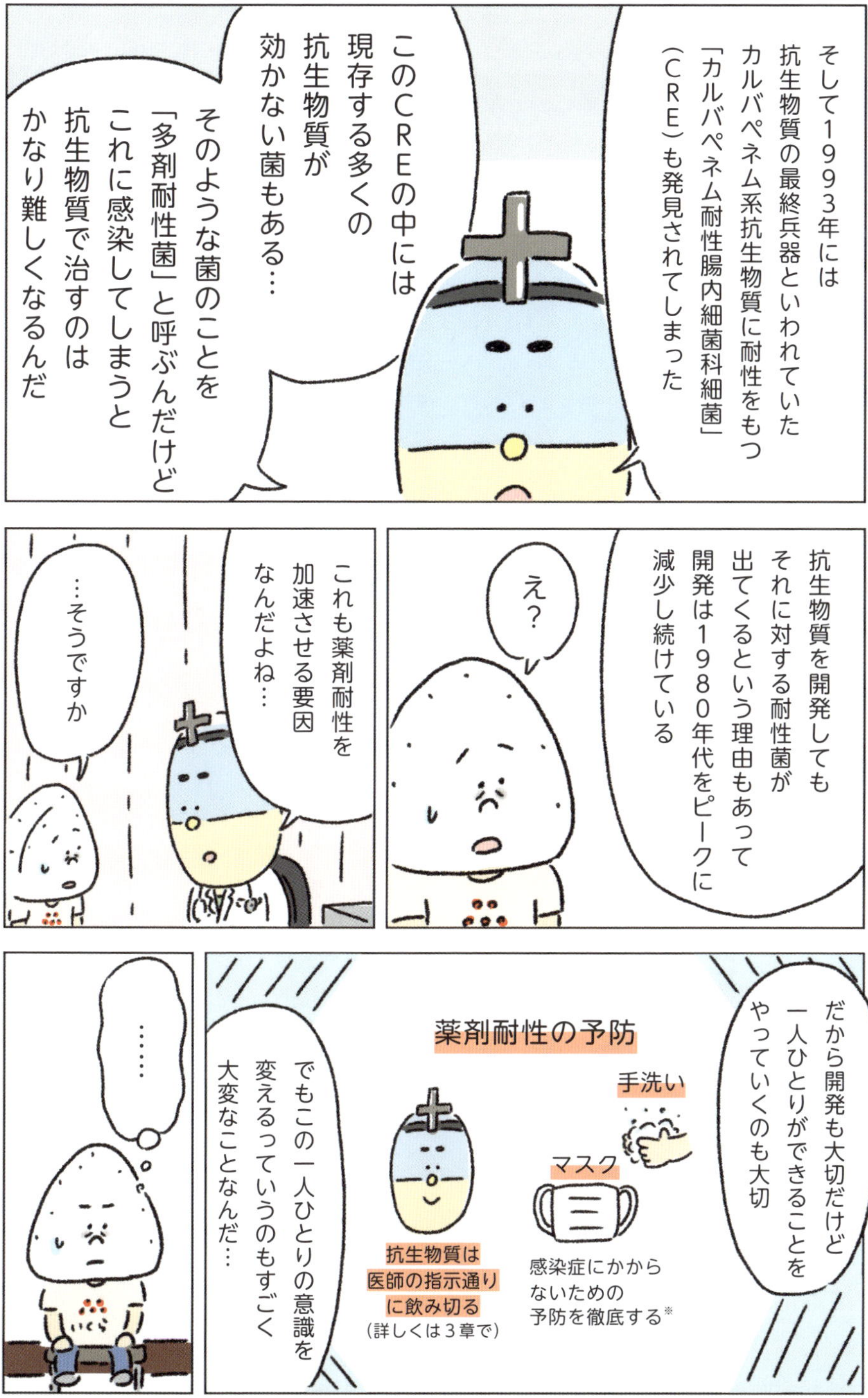
そして1993年には
抗生物質の最終兵器といわれていた
カルバペネム系抗生物質に耐性をもつ
「カルバペネム耐性腸内細菌科細菌」
（CRE）も発見されてしまった
このCREの中には現存する多くの抗生物質が効かない菌もある…
そのような菌のことを「多剤耐性菌」と呼ぶんだけどこれに感染してしまうと抗生物質で治すのはかなり難しくなるんだ
抗生物質を開発してもそれに対する耐性菌が出てくるという理由もあって開発は1980年代をピークに減少し続けている
え？
これも薬剤耐性を加速させる要因なんだよね…
…そうですか
だから開発も大切だけど一人ひとりができることをやっていくのも大切
薬剤耐性の予防
手洗い
マスク
抗生物質は医師の指示通りに飲み切る
（詳しくは３章で）
感染症にかからないための予防を徹底する※
でもこの一人ひとりの意識を変えるっていうのもすごく大変なことなんだ…
……

※耐性菌が体内に侵入するのを防ぐという意味もあります

薬《やく》剤《ざい》耐《たい》性《せい》（AMR）

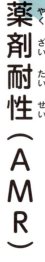

「薬《やく》剤《ざい》耐《たい》性《せい》」は英語でアンチマイクロバイアル・レジスタンスといい、AMR*と略されます。AMRの問題は細《さい》菌《きん》、ウイルス、真《しん》菌《きん》、寄《き》生《せい》虫《ちゅう》など幅広い範囲でみられますが、近年、**細菌の分野のAMRが注目されています。**

薬《やく》剤《ざい》耐《たい》性《せい》をもつ細《さい》菌《きん》を「薬《やく》剤《ざい》耐《たい》性《せい》菌《きん》」と呼びます。

薬剤耐性菌は最近になって誕生したのでしょうか？　実は、薬剤耐性菌は最近になって誕生したわけではありません。400万年以上前にできた洞窟から薬剤耐性菌は発見されていますし、人類の活動がほとんどないはずの北極の永久凍土からも薬剤耐性菌は見つかっています。つまり、一部の菌は、もともと薬剤耐性（AMR）を生まれもって

＊ Antimicrobial Resistance

いるのです。一方、人間社会においては、**抗生物質が世の中に普及し始めた1940年代から薬剤耐性菌が次々とみつかるようになり**、その後急速に世間に拡散していきます。これには、抗生物質の使用が大きく関わっているといわれています。

抗生物質の発見や歴史については、後ほど説明するとして、まずは、漫画の中にあった薬剤耐性菌ができるメカニズムについて、もう少し詳しく説明します。

細菌はさまざまな方法を駆使して抗生物質から生き延びようと試みています。例えば、自身を覆っている膜を変化させて薬の流入を防ぐ**(外膜変化)**、細菌内に入ってきた薬を外に汲み出す**(排出ポンプ)**、抗生物質の作用点を変化させる**(DNAやRNAの変異)**、**ベータラクタマーゼ**という酵素《こうそ》で薬を分解する、抗生物質などに対する抵抗性が高くなるように膜のような構造物を形成する**（バイオフィルム）**などの方法があります。

また、ヒトが要因で耐性菌を増やしてしまうことがあります。その筆頭が抗生物質の投与です。薬剤耐性菌は、その耐性能力とひきかえに、細菌のなわばり争いでは弱者であることも多いのです。しかし、そこに**抗生物質を投与すること**

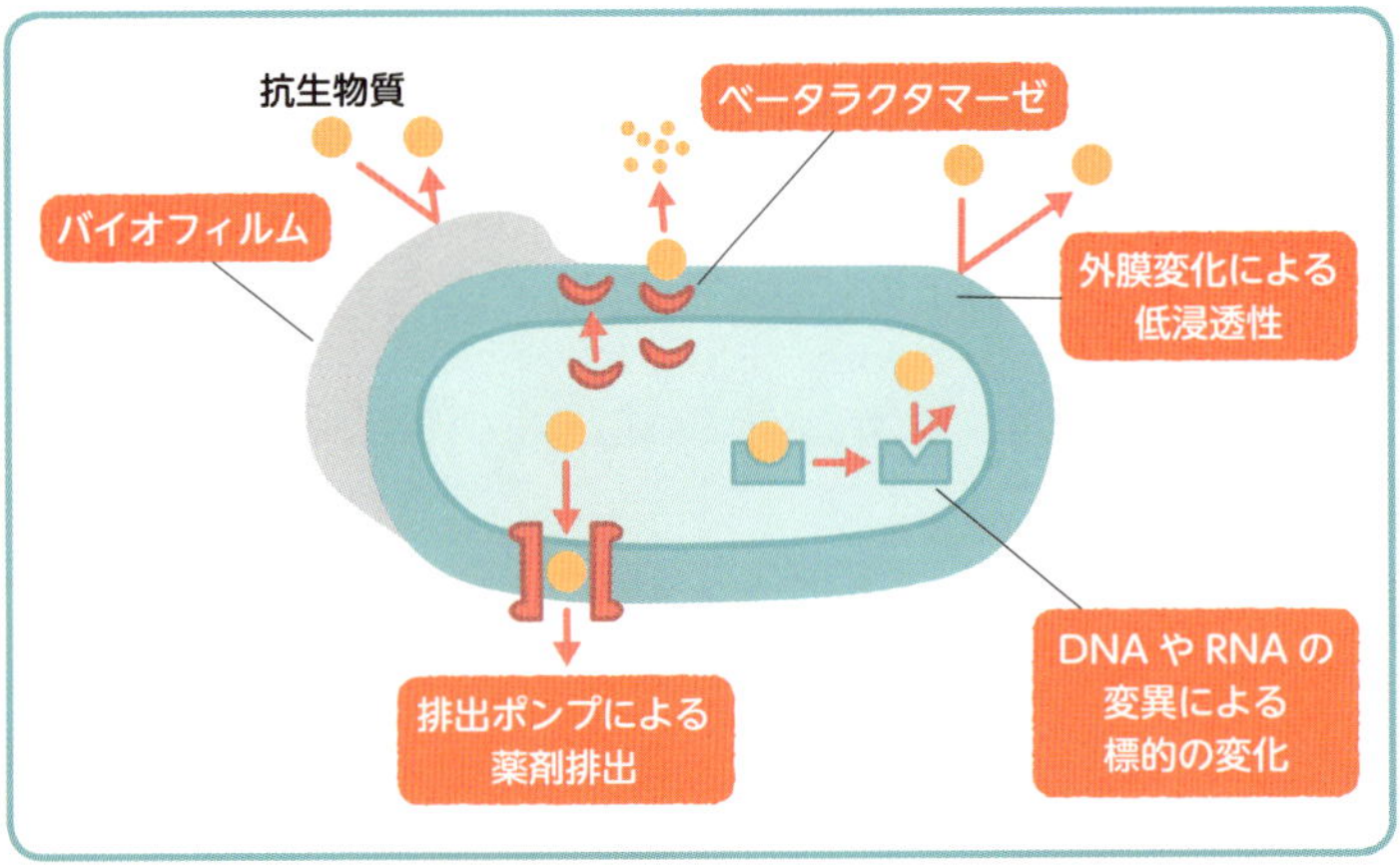

抗生物質
ベータラクタマーゼ
バイオフィルム
外膜変化による
低浸透性
排出ポンプによる
薬剤排出
DNA や RNA の
変異による
標的の変化

図1 薬剤耐性のメカニズム

（AMR臨床リファレンスセンター：薬剤耐性菌について どのように耐性化するのか，2017より引用，一部改変）

で抗生物質の効く細菌が減少して、耐性菌が増殖しやすい環境ができあがります（ベータラクタマーゼの過剰産生やキノロンのDNA変異など、抗生物質にさらされることそのものが薬剤耐性獲得の原因となることもあります）。

細菌は、本来もっている耐性のほか、遺伝子を拾ったりほかの菌から譲り受けたりしながら高度な耐性を獲得し、そこに抗生物質が加わることで増殖し、ヒトからヒトへ、またはヒトから環境へと広がっていきます。

抗生物質の歴史

漫画の中でも説明していますが、**世界で初めての抗生物質はペニシリンです**。20世紀前まで、多くの感染症は自然に治ることを待つしかない状況でしたが、１９２８年、イギリスの医師**アレキサンダー・フレミング**は、**青カビの成分が細菌を殺すことを偶然発見**し、その成分をペニシリンと名づけました。ペニシリンの名前は、その青カビの名前、ペニシリウム・ノタタム*に由来しています。１９２９年、フレミングは論文を発表しましたが、当時は注目されることなく実用化に至りませんでした。１９３８年、細菌学者のハワード・フローリーと化学者エルンスト・チェインが偶然フレミングの論文を発見し、ペニシリンの効果が証明され実用化に至

* *Penicillium notatum*

りました。そのことで、多くの人々を感染症から救うことが実現でき、**特に第二次世界大戦で多くの人々を救いました。**

1945年、これらの功績が認められ、フレミング、フローリー、チェ

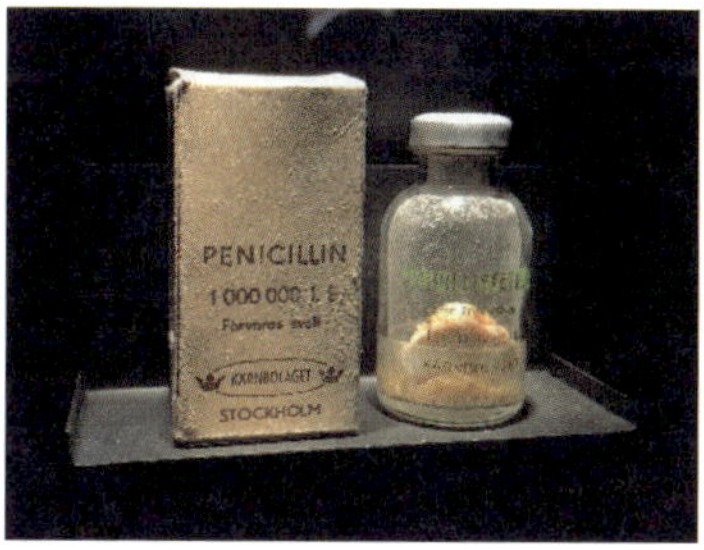

図1　ペニシリン

世界で初めての抗生物質。スウェーデン、ストックホルムのノーベル博物館に展示されています。

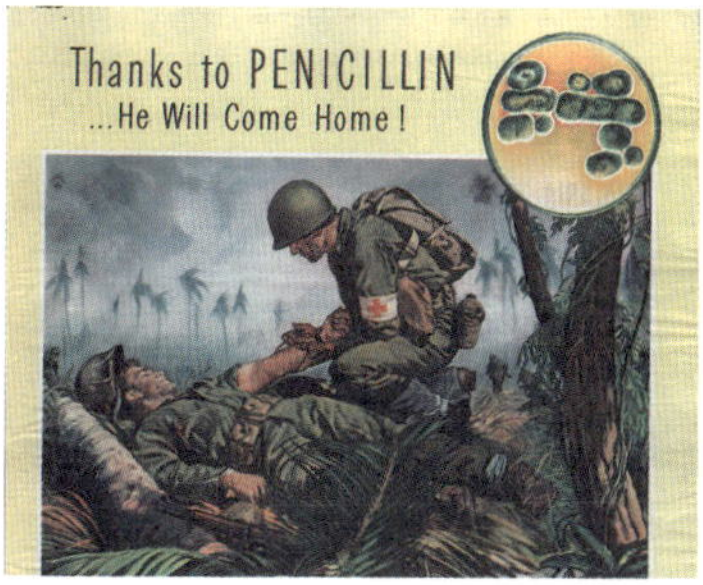

図2　ペニシリンの第二次世界大戦での功績

ペニシリンは第二次世界大戦で多くの人々を感染症から救いました。

（出典：Schenley Laboratories：penicillin advertisement, 1944.）

インの3人にノーベル生理医学賞が授与されました。これまで、感染症に対する治療薬が何もなかったので、世界で初めて抗生物質であるペニシリンの発見と実用化は、医学の歴史上、最も重要な功績の一つといわれています。

前述の「薬剤耐性」でも説明したように、**薬剤耐性に人が関わってしまう要因は抗生物質の投与**です。実際に、抗生物質が世の中に普及し始めた1940年台から薬剤耐性菌が次々とみつかるようになり、その後急速に世間に拡散しました。

ペニシリンを発見したフレミングは、1945年のノーベル賞受賞スピーチの中で次のように触れています。

「ペニシリンが商店で誰でも買うことができる時代がくるかもしれない。そのとき、無知な人が必要量以下の用量で使用して、体内の微生物に非致死量の薬剤を曝露させることで、薬剤耐性菌を生み出してしまう恐れがある。」

このように、**フレミングは、すでにペニシリンの発見・開発の時点で薬剤耐性菌の問題について触れており、**その先見の明には驚かされるばかりです。漫画の中でも説明していますが、**抗生物質の開発と細菌の耐性獲得はいたちごっこです。人類が新たな抗生物質をいくら開発しても、細菌は新しい薬剤に対して次から次へと耐性化してしまうのです。**

ついには1993年、これまで耐性菌への最終兵器的な存在であったカルバペネム系抗生物質に対しても耐性をもつ悪夢の細菌、**カルバペネム耐性腸内細菌科細菌（CRE＊）**が発見されてしまいました。

CREの中には、現存するありとあらゆる抗生物質に耐性の細菌も含まれています。このような細菌に感染した場合、もはや抗生物質で感染症を治療するすべはありません。今なお、CREは世界に拡大しており、世界的なAMR対策が叫ばれるきっかけの一つとなっています。われわれはこれらの細菌をなるべくまん延させないよう、感染対策や抗生物質を正しく使っていく必要があります。

＊ Carbapenem resistant enterobacteriaceae

くすり先生《せん》《せい》のマトメ

- 世界で初めて開発・実用化された抗生物質はペニシリンです。
- 抗生物質の開発と細菌の耐性獲得はいたちごっこです。

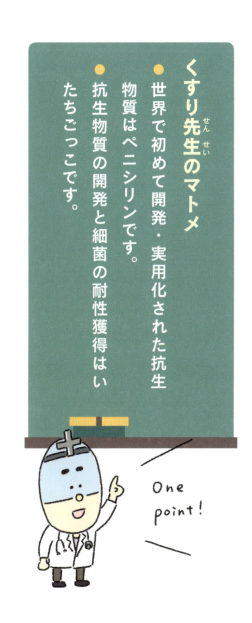

用語解説③

● ペニシリン

世界初の抗生物質。1928 年、フレミングは青カビの成分が細菌を殺すことをたまたま発見し、その青カビの名前 *Penicillium notatum* が名前の由来です。第二次世界大戦ではペニシリンにより多くの兵士が救われ、医学の歴史上最も重要な発見の一つといわれています。実物がストックホルム（スウェーデン）のノーベル美術館に展示されています。

● アレキサンダー・フレミング

イギリスの医師。1928 年に青カビの成分からペニシリンを発見。1945 年にその功績が認められ、フローリー、チェインと共にノーベル生理学・医学賞が授与されました。なんと、その当時から、薬剤耐性菌の出現を予言していました！

● 肺炎《はいえん》

細菌・ウイルスなどにより、肺に炎症を起こす感染症。気道の上部に炎症が起こるかぜとは異なり、肺（下気道）で炎症が起きるため、呼吸困難・息切れや長引く 38℃以上の高熱、濃い痰などを引き起こします。細菌が原因で起きた場合は抗生物質が必要です。

● 結核《けっかく》

結核菌による感染症。肺に感染する「肺結核」がもっとも多い。かつての日本では死因の第 1 位を占めるほどの「不治の病」でしたが、抗結核薬（抗生物質の一種）の開発により患者数は激減しました。しかし、近年は、高齢者や若い外国人を中心に再び患者数が増えてきており、油断のできない感染症です。ほかの先進国と比べて、日本は患者数が多いとされています。

3章

薬剤耐性の具体的な問題

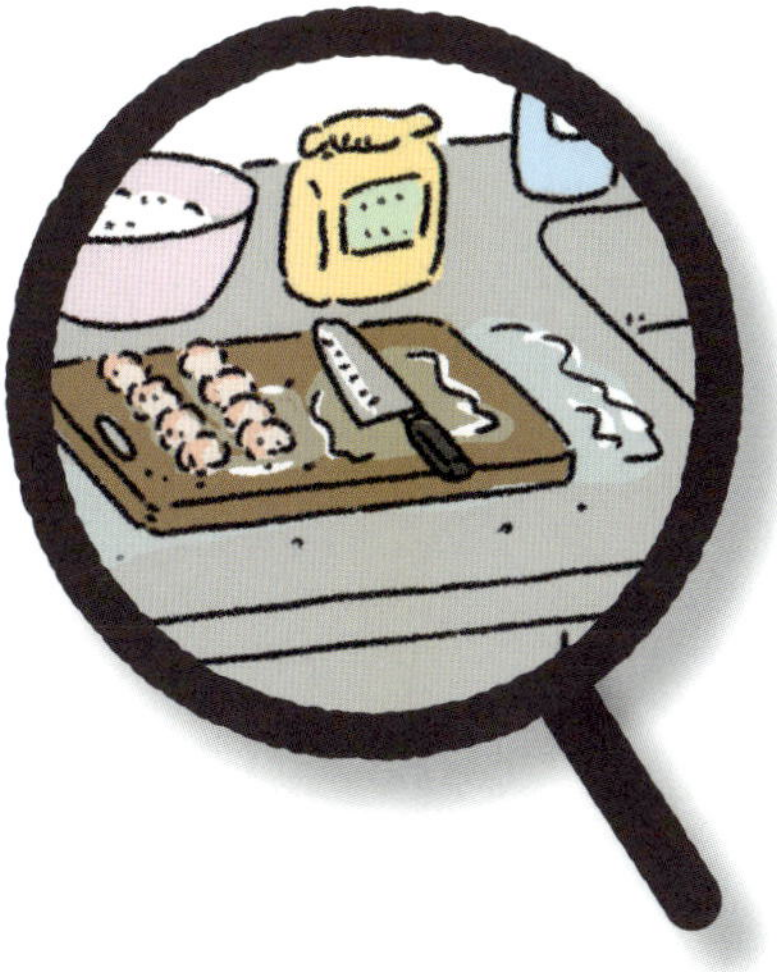

第六話 抗生物質の正しい使い方① 人にあげない、もらわない

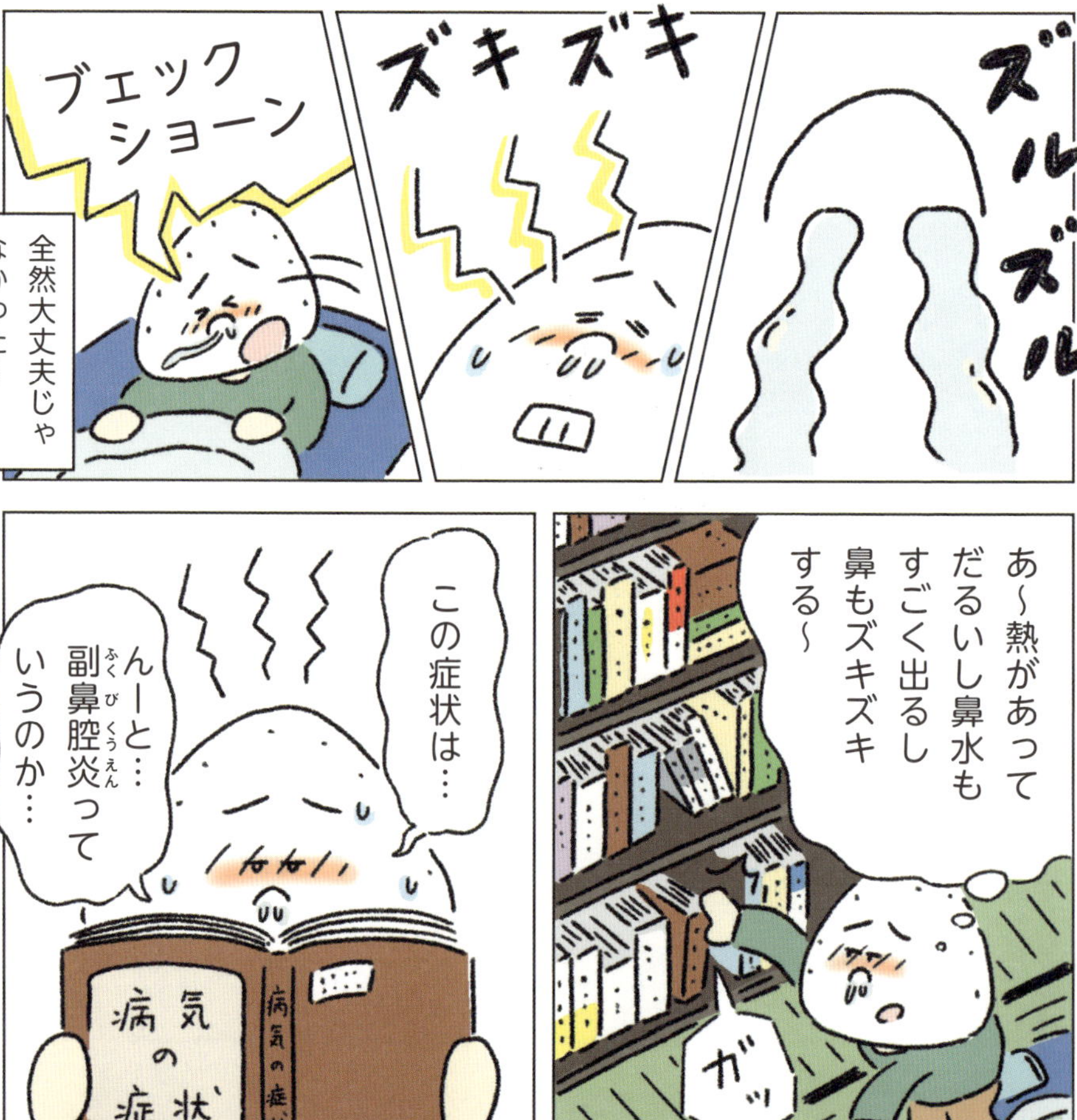

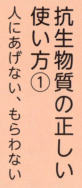

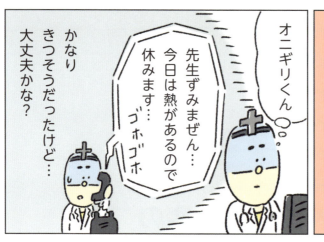

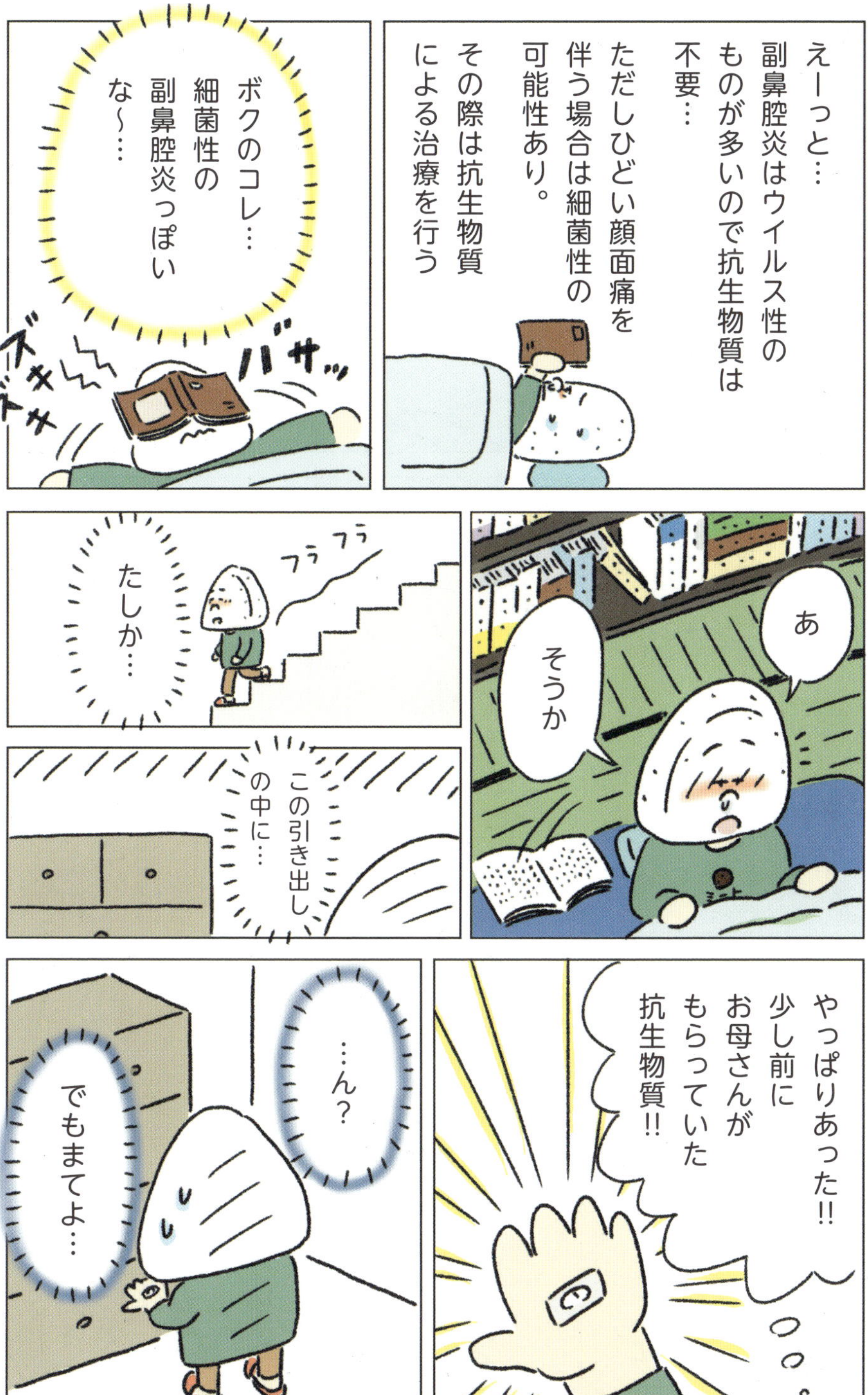
えーっと…
副鼻腔炎はウイルス性のものが多いので抗生物質は不要…
ただしひどい顔面痛を伴う場合は細菌性の可能性あり。
その際は抗生物質による治療を行う
ボクのコレ…細菌性の副鼻腔炎っぽいな～…
バサッ
ズキズキ
あ
そうか
たしか…
フラフラ
この引き出しの中に…
やっぱりあった!!
少し前にお母さんがもらっていた抗生物質!!
…ん?
でもまてよ…

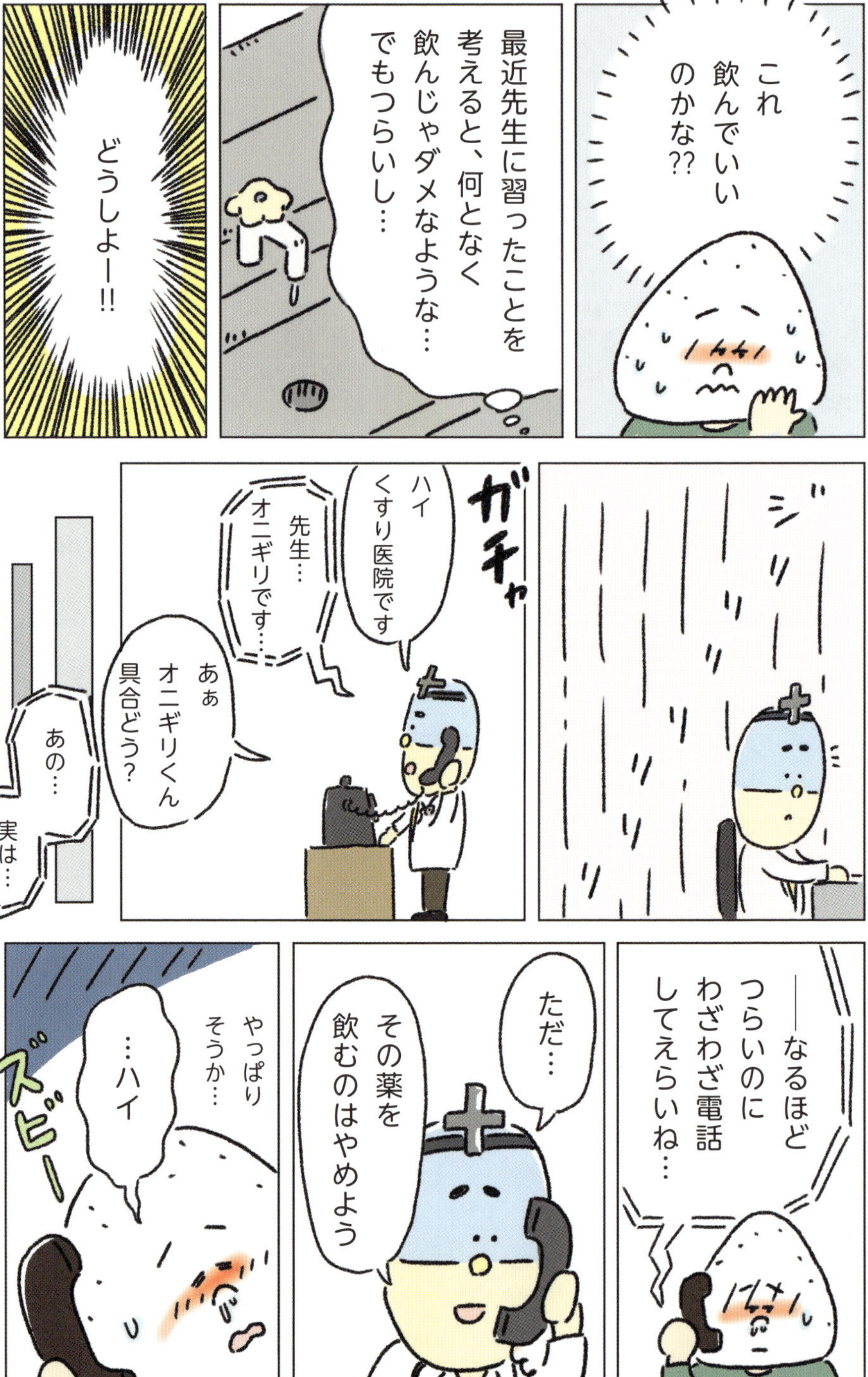
これ飲んでいいのかな??
最近先生に習ったことを考えると、何となく飲んじゃダメなような…でもつらいし…
どうしよー!!
ジリリリリ
ガチャ
ハイくすり医院です
先生…オニギリです…
あぁオニギリくん具合どう?
あの…
実は…
——なるほどつらいのにわざわざ電話してえらいね…
ただ…
その薬を飲むのはやめよう
やっぱりそうか…
…ハイ
ズビー

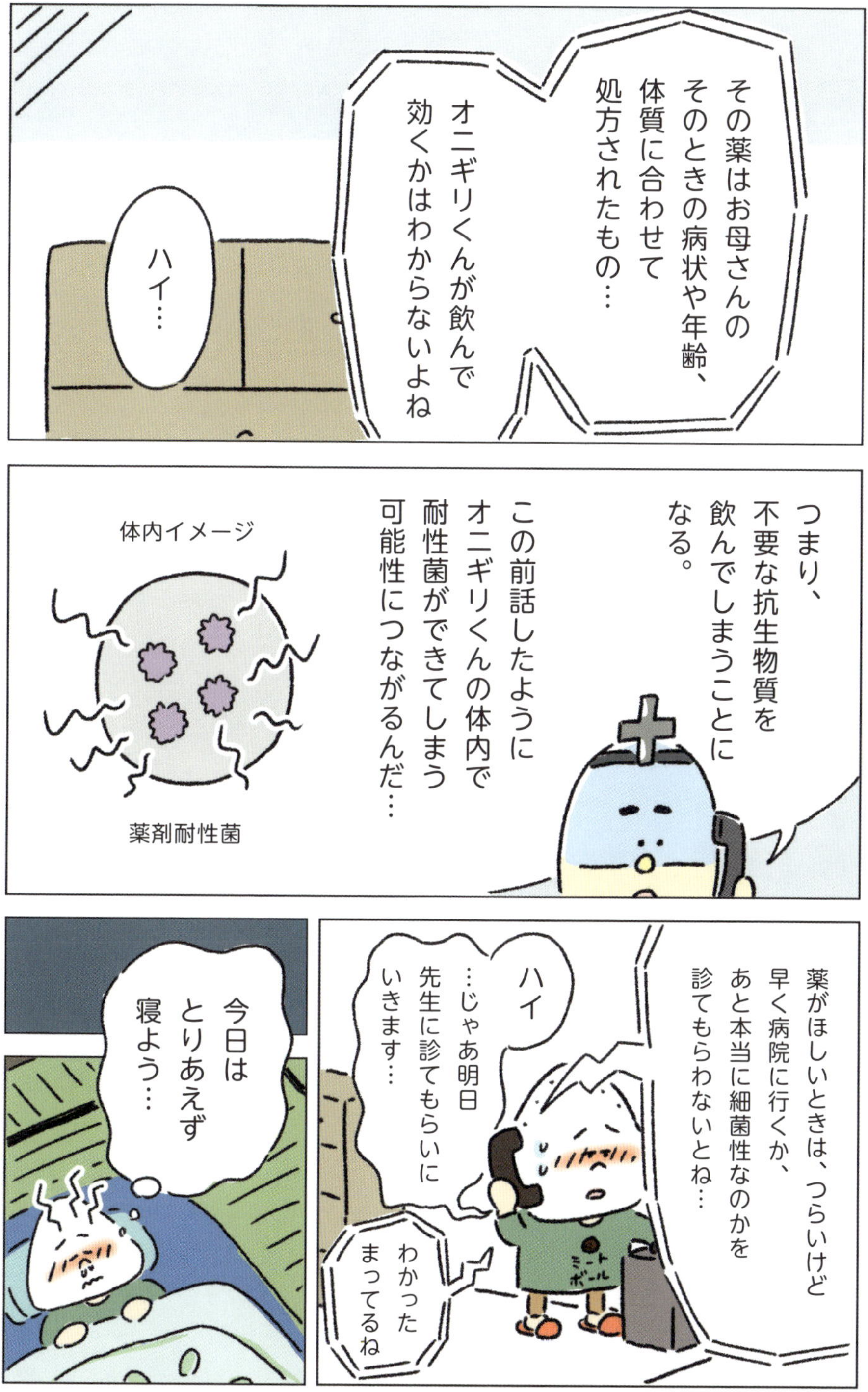
その薬はお母さんの
そのときの病状や年齢、
体質に合わせて
処方されたもの…
オニギリくんが飲んで
効くかはわからないよね
ハイ…
つまり、
不要な抗生物質を
飲んでしまうことに
なる。
この前話したように
オニギリくんの体内で
耐性菌ができてしまう
可能性につながるんだ…
体内イメージ
薬剤耐性菌
薬がほしいときは、つらいけど
早く病院に行くか、
あと本当に細菌性なのかを
診てもらわないとね…
ハイ
…じゃあ明日
先生に診てもらいに
いきます…
わかった
まってるね
ミートボール
今日は
とりあえず
寝よう…

急性副鼻腔炎《きゅうせいふくびくうえん》

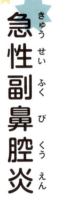

ここでは、オニギリくんが発症した急性副鼻腔炎《きゅうせいふくびくうえん》について説明します。急性副鼻腔炎は、第1章でも少し説明しましたが、発熱の有無を問わず、**鼻症状（くしゃみ、鼻汁《びじゅう》、鼻閉《びへい》など）**を主症状とする**急性気道感染症《きゅうせいきどうかんせんしょう》**です。

ウイルスによる急性上気道感染症《きゅうせいじょうきどうかんせんしょう》（急性ウイルス性上気道感染症）のうち、**細菌による急性副鼻腔炎（急性細菌性副鼻腔炎）を合併する症例は2％未満**と報告されています。症状が改善した後に、もう一度症状が悪化する（二峰性《にほうせい》）場合には、細菌感染症を疑う必要があるとも指摘されています。

次に急性副鼻腔炎の重症度分類を示します。

臨床症状である

①鼻漏（なし…0点、軽度／少量…1点、中等以上…2点）

②顔面痛・前頭部痛（なし…0点、軽度…1点、中等以上…2点）

鼻腔症状である

③鼻汁・後鼻漏（漿液性…0点、粘膿性少量…2点、粘液性中等量以上…4点）

の3項目で点数化を行い、合計点数により

1〜3点・・・軽症

4〜6点・・・中等症

7〜8点・・・重症

と分類します。

大人では、軽症の急性副鼻腔炎に対しては、抗生物

質を使わないことが推奨され、中等症または重症の急性副鼻腔炎に対してのみ、アモキシシリンという抗生物質の投与を検討することが推奨されています。

一方、小学校に上がった以降の**小児では、急性副鼻腔炎に対しては、表に該当するような遷《せん》延《えん》性《せい》または重症の場合を除き、抗生物質を使わないことが推奨**され、遷延性または重症の場合には、抗生物質（アモキシシリン）投与を検討することが推奨されています。

急性副鼻腔炎は、成人では中等

表 小児の急性副鼻腔炎に係る判定基準

以下のいずれかの当てはまる場合、遷延性又は重症と判断する。

1. 10日間以上続く鼻汁・後鼻漏や日中の咳を認めるもの
2. 39℃以上の発熱と膿性鼻汁が少なくとも3日以上続き重症感のあるもの
3. 感冒に引き続き、1週間後に再度の発熱や日中の鼻汁・咳の憎悪が見られるもの。

（Wald ER, et al: Pediatrics, 132: e262-e280, 2013. より引用）

症または重症、小児では遷延性または重症の場合に細菌感染を疑いますが、細菌性副鼻腔炎が疑わしい場合でも、抗生物質の使用の有無にかかわらず、1週間後には約半数が、2週間後には約7割の患者が治癒することが報告されています。また、抗生物質を投与された人は、投与されなかった人と比較して、7〜14日目に治癒する割合は高くなるものの、副作用の発生割合も高く、欠点が利点を上回る可能性があることが報告されています。抗生物質を用いる治療期間については、近年の研究から**7〜10日間**が推奨されます。

くすり先生《せんせい》のマトメ

- 急性副鼻腔炎には原則、抗生物質は不要です。
- 細菌性の急性副鼻腔炎の治療をするときは、抗生物質が推奨されます。

＊アモキシシリン7～10日間が推奨されます。

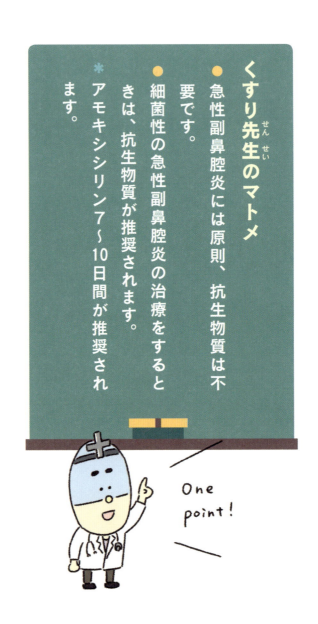

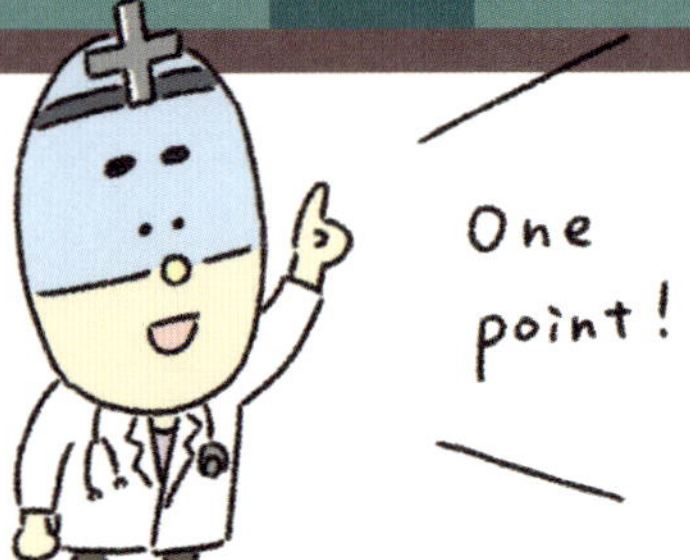

＼プチ情報／

急性細菌性副鼻腔炎における抗生物質投与群と非投与群の比較

急性細菌性副鼻腔炎の抗生物質投与群では偽薬群（プラセボ群）に比べて7～14日目に治癒する割合は高くなるものの副作用（嘔吐、下痢、腹痛）の発生割合も高く、抗生物質の使用は欠点が利点を上回る可能性があることも報告されています。同様に、鼻炎症状が10日間未満の急性鼻炎では、鼻汁が膿性であるか否かにかかわらず、抗生物質の効果は偽薬群（プラセボ群）よりも優れているとは言えず、副作用の発生は1.46倍多くなると報告されています。

抗生物質を用いる治療期間については、従来は10～14日間が推奨されてきましたが、近年の研究では、短期間（3～7日間）の治療は長期間（6～10日間）の治療に対して有効性は劣らず、さらに、5日間治療と10日間治療を比較した場合、有効性は同等で、副作用は5日間治療の方が少ないことが報告されています。

（引用文献）

・Lemiengre MB, et al: Cochrane Database Syst Rev, CD006089, 2012.

・Kenealy T, et al: Cochrane Database Syst Rev, CD000247, 2013.

・Brotons P, et al: Expert Rev Mol Diagn, 16: 125-130, 2016.

・Falagas ME, et al: Br J Clin Pharmacol, 67: 161-171, 2009.

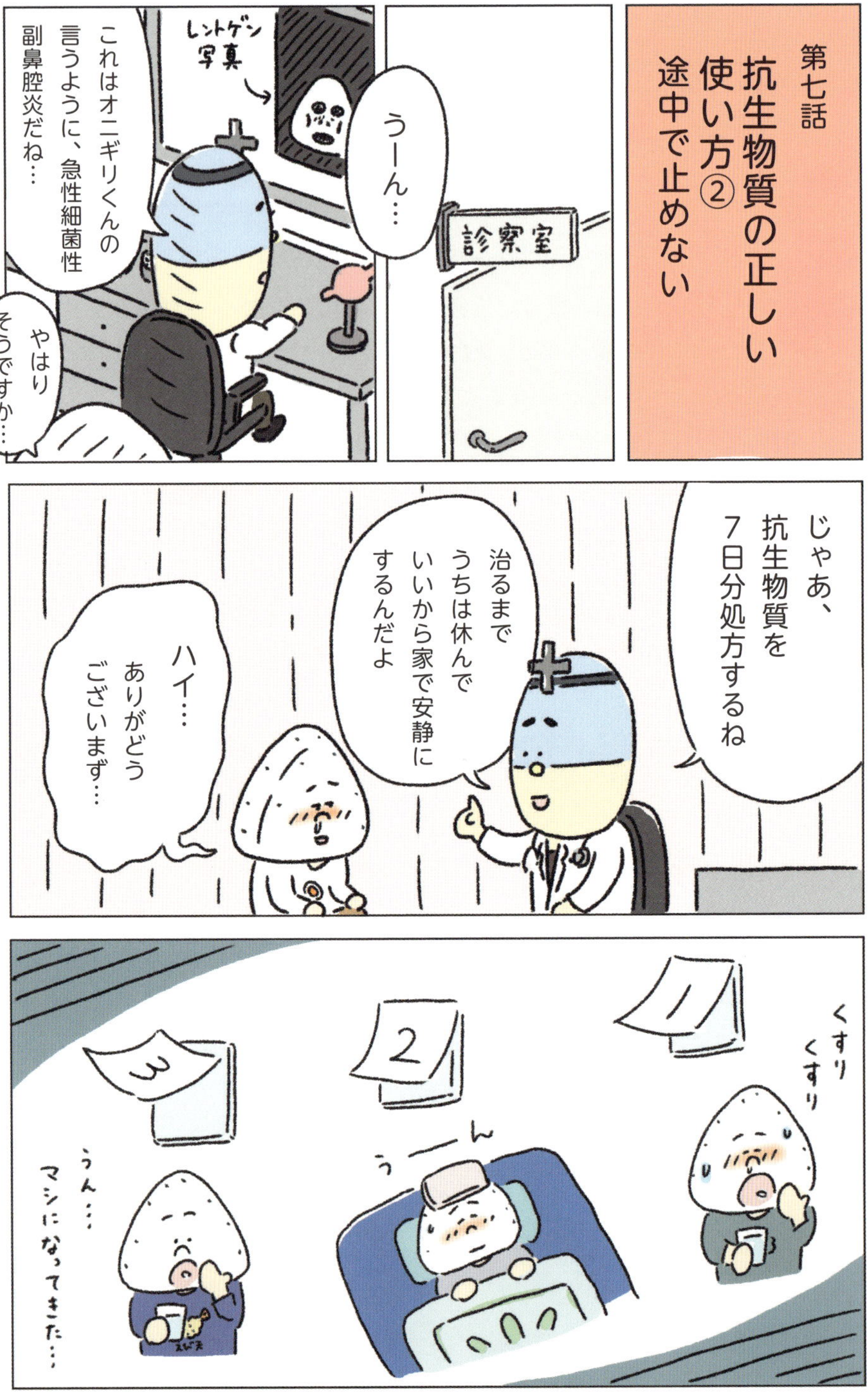
第七話
抗生物質の正しい使い方②
途中で止めない
診察室
レントゲン写真
うーん…
これはオニギリくんの言うように、急性細菌性副鼻腔炎だね…
やはりそうですか…
じゃあ、抗生物質を7日分処方するね
治るまでうちは休んでいいから家で安静にするんだよ
ハイ… ありがとうございます…
くすり くすり
2
3
うーーん
うん… マシになってきた…

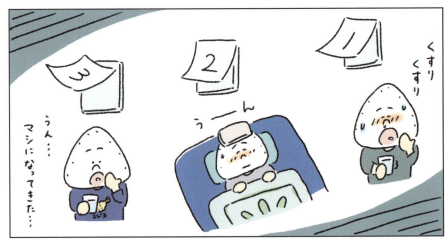

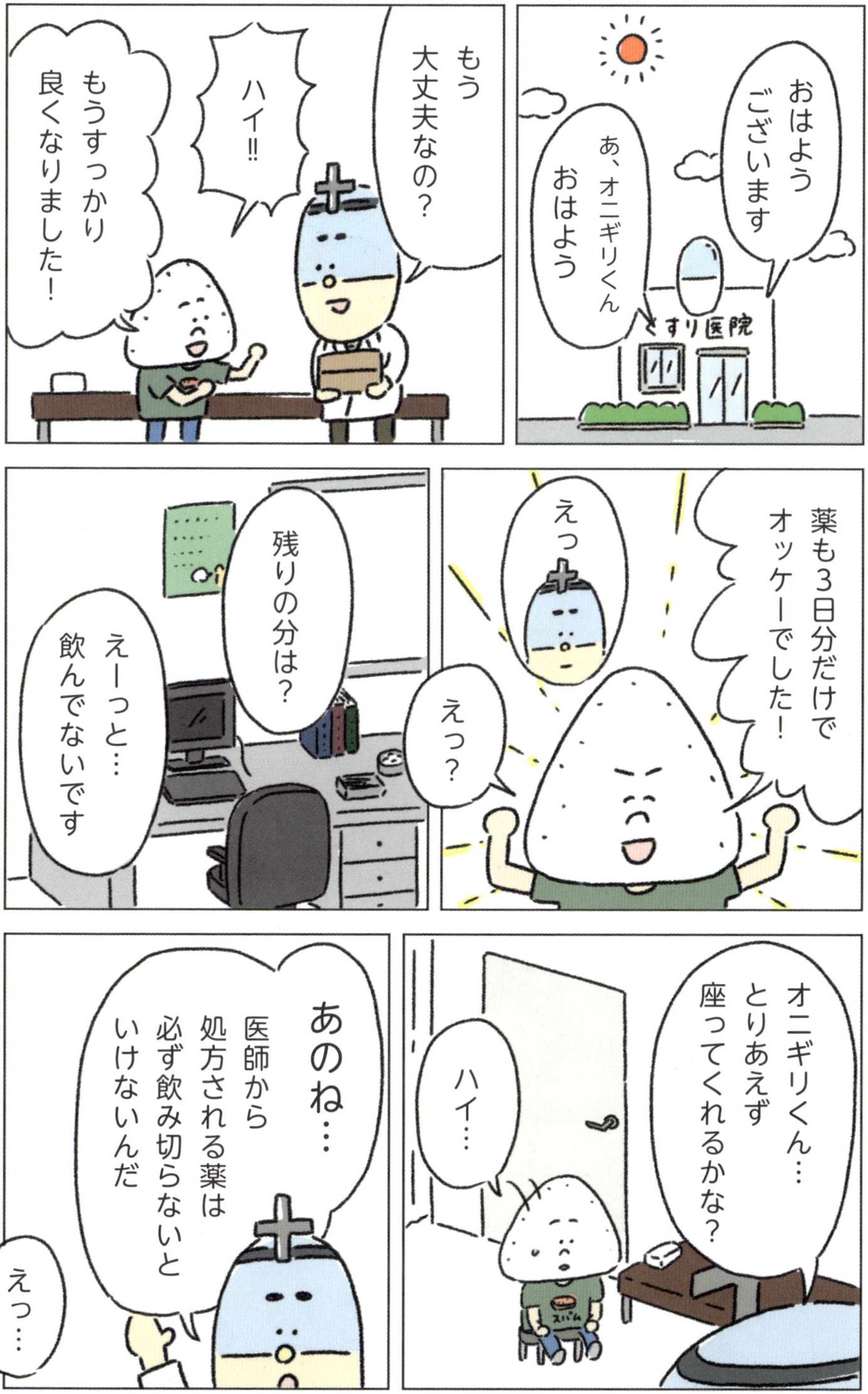
おはようございます
あ、オニギリくん おはよう
くすり医院
もう大丈夫なの？
ハイ!!
もうすっかり良くなりました！
薬も3日分だけでオッケーでした！
えっ
えっ？
残りの分は？
えーっと…飲んでないです
オニギリくん…とりあえず座ってくれるかな？
ハイ…
あのね…
医師から処方される薬は必ず飲み切らないといけないんだ
えっ…

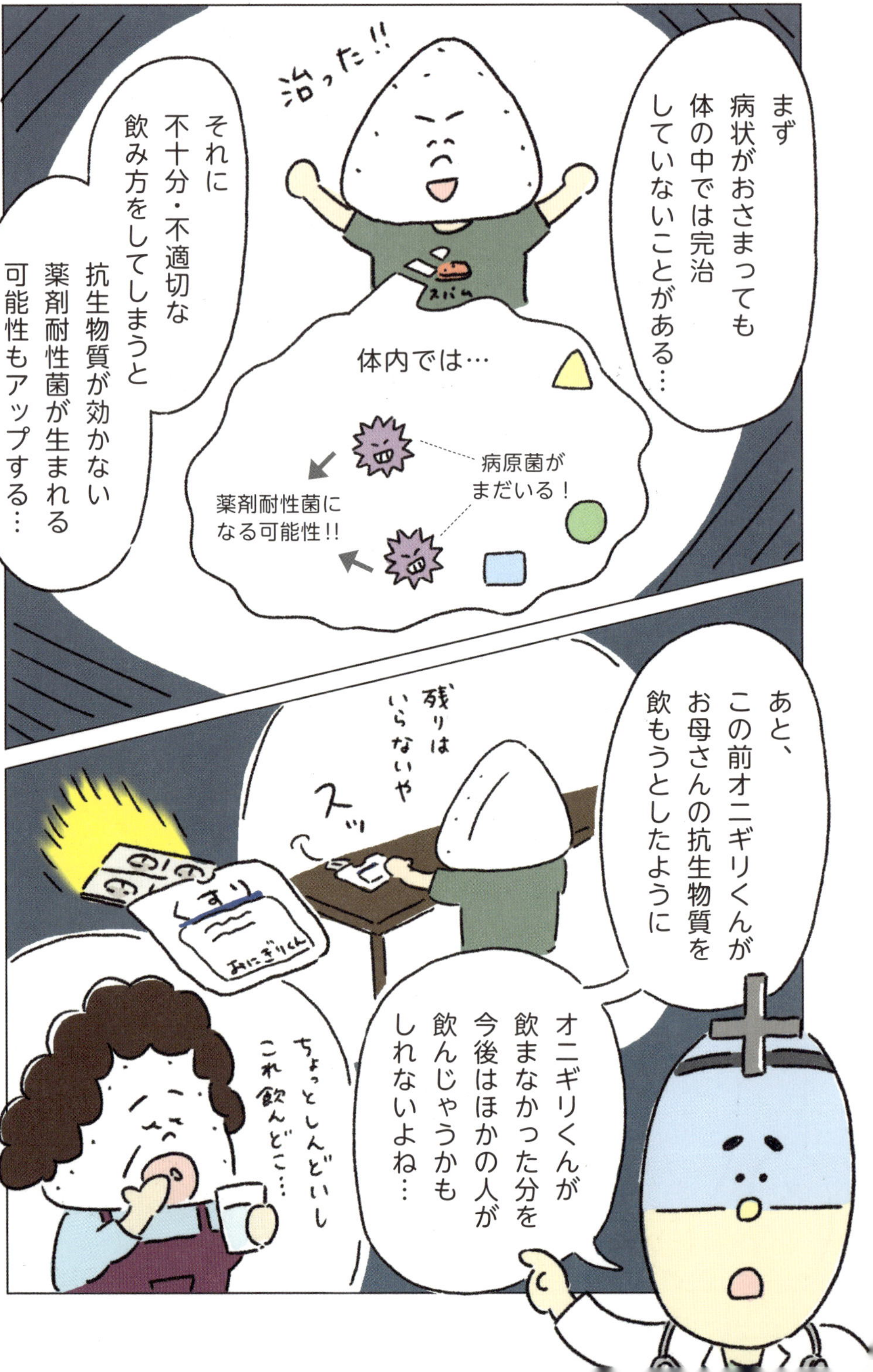
まず病状がおさまっても体の中では完治していないことがある…
治った!!
体内では…
病原菌がまだいる!
薬剤耐性菌になる可能性!!
それに不十分・不適切な飲み方をしてしまうと抗生物質が効かない薬剤耐性菌が生まれる可能性もアップする…
あと、この前オニギリくんがお母さんの抗生物質を飲もうとしたように
残りはいらないや
スッ
くすり
おにぎりくん
オニギリくんが飲まなかった分を今後はほかの人が飲んじゃうかもしれないよね…
ちょっとしんどいしこれ飲んどこ…

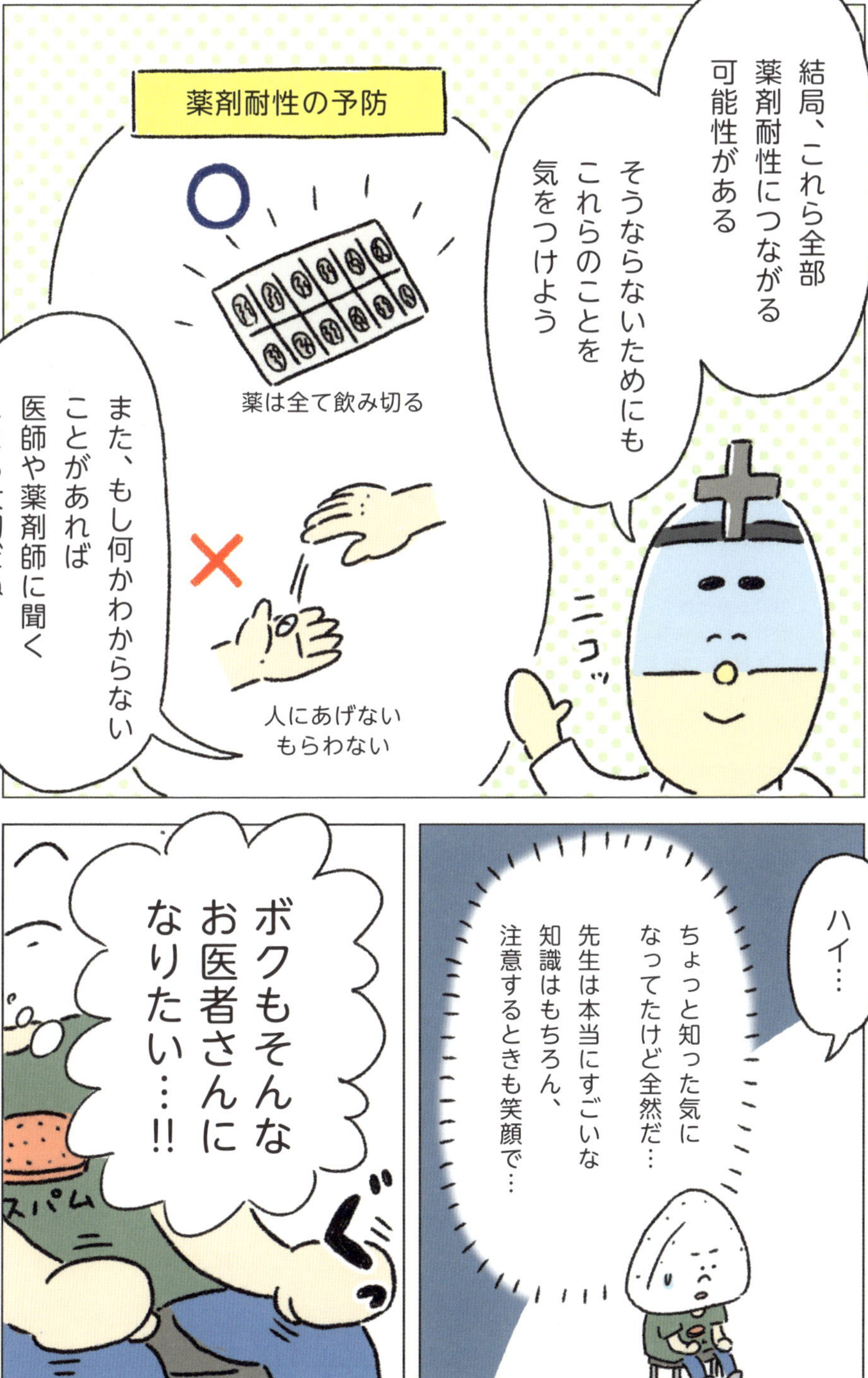
結局、これら全部薬剤耐性につながる可能性がある
そうならないためにもこれらのことを気をつけよう
薬剤耐性の予防
薬は全て飲み切る
人にあげないもらわない
また、もし何かわからないことがあれば医師や薬剤師に聞くことも大切だね
ニコッ
ハイ…
ちょっと知った気になってたけど全然だ…
先生は本当にすごいな知識はもちろん、注意するときも笑顔で…
ボクもそんなお医者さんになりたい…!!
ぐっ
スパム

抗生物質に関する意識調査データ②

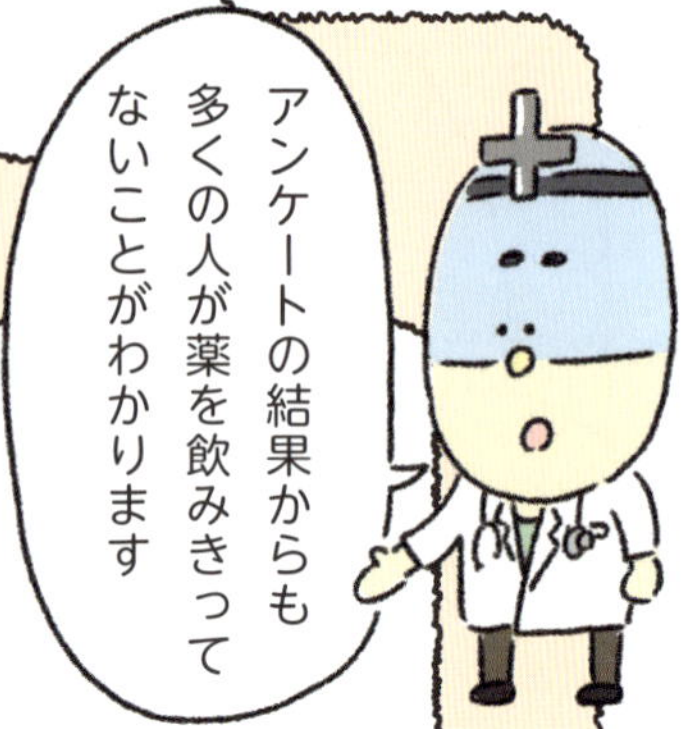
アンケートの結果からも多くの人が薬を飲みきってないことがわかります

データ 1

・処方された抗生物質を飲み切っていますか？

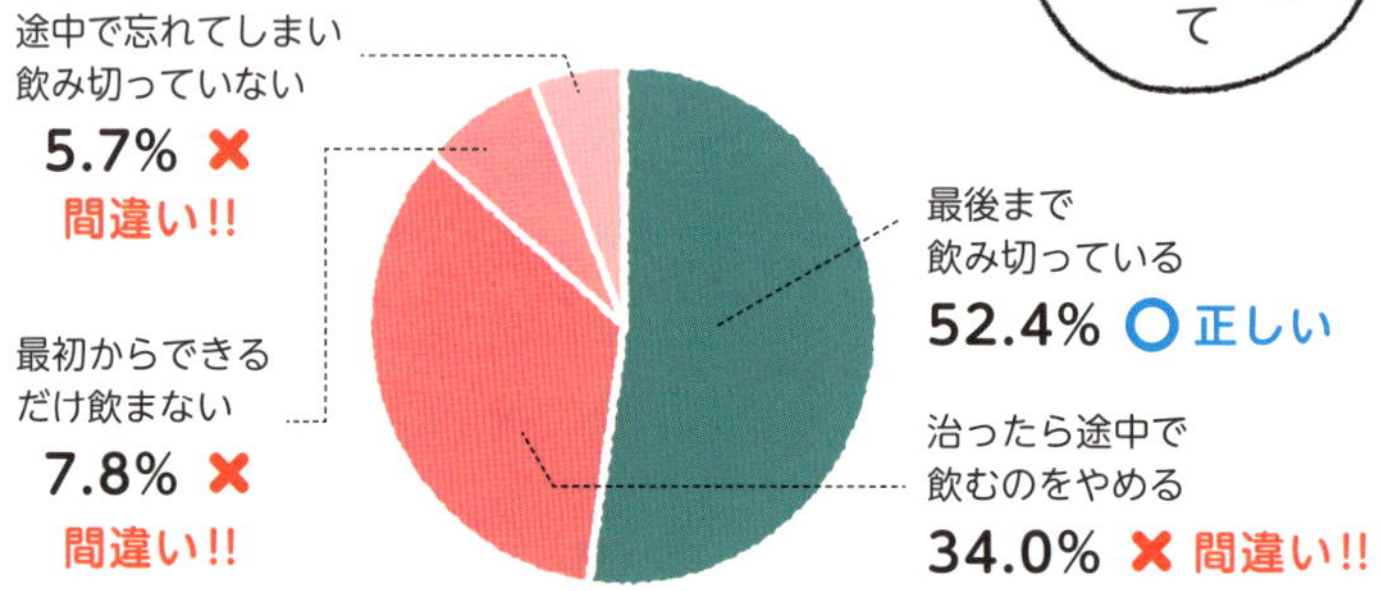
最後まで飲み切っている 52.4% ○ 正しい
治ったら途中で飲むのをやめる 34.0% × 間違い!!
最初からできるだけ飲まない 7.8% × 間違い!!
途中で忘れてしまい飲み切っていない 5.7% × 間違い!!

データ 2

・飲み残してしまった抗生物質はどうしていますか？

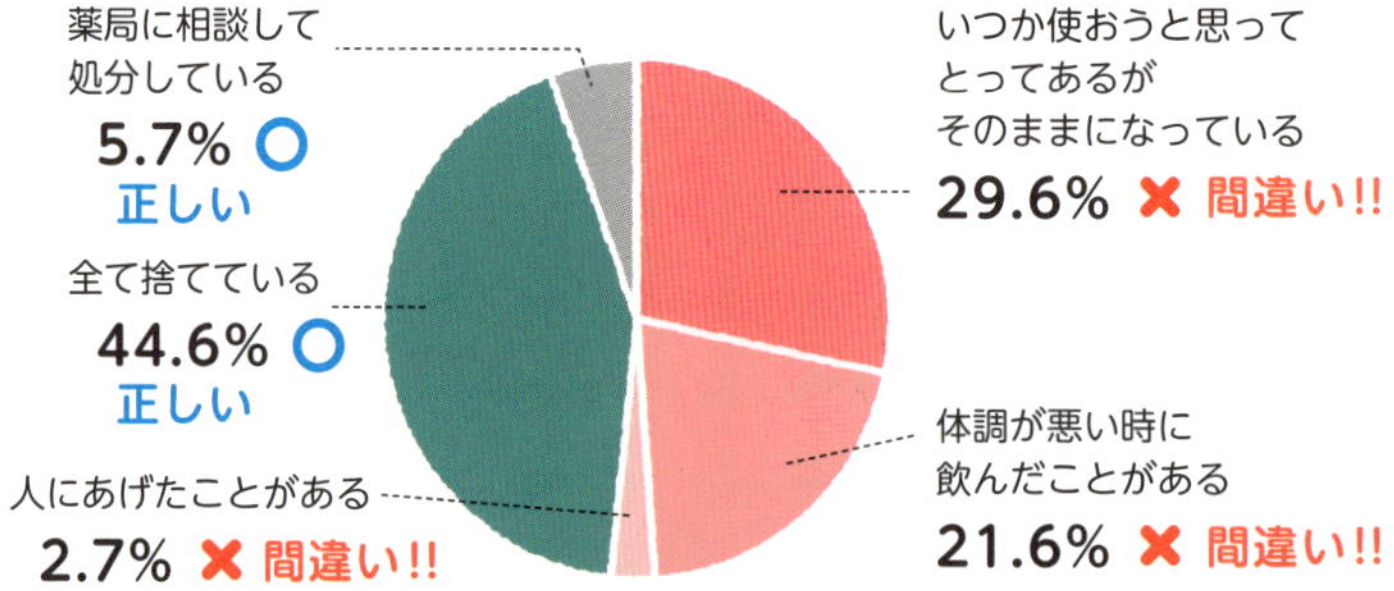
いつか使おうと思ってとってあるがそのままになっている 29.6% × 間違い!!

体調が悪い時に飲んだことがある 21.6% × 間違い!!

人にあげたことがある 2.7% × 間違い!!

全て捨てている 44.6% ○ 正しい
薬局に相談して処分している 5.7% ○ 正しい

（AMR臨床リファレンスセンター：抗菌薬意識調査2017より引用）

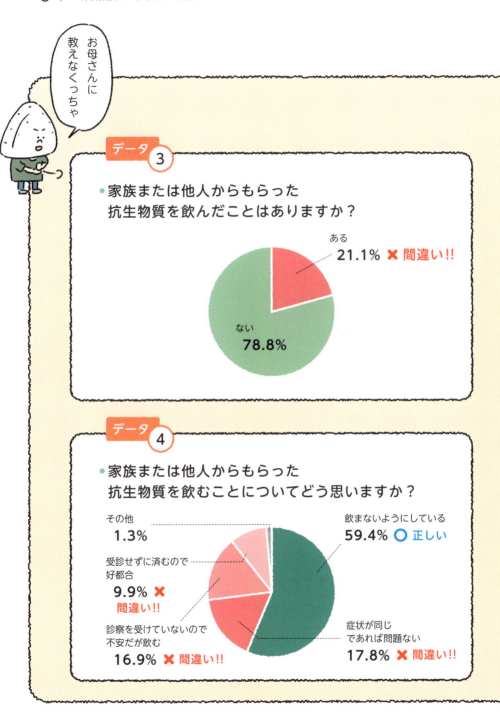

データ 3

・家族または他人からもらった
抗生物質を飲んだことはありますか？

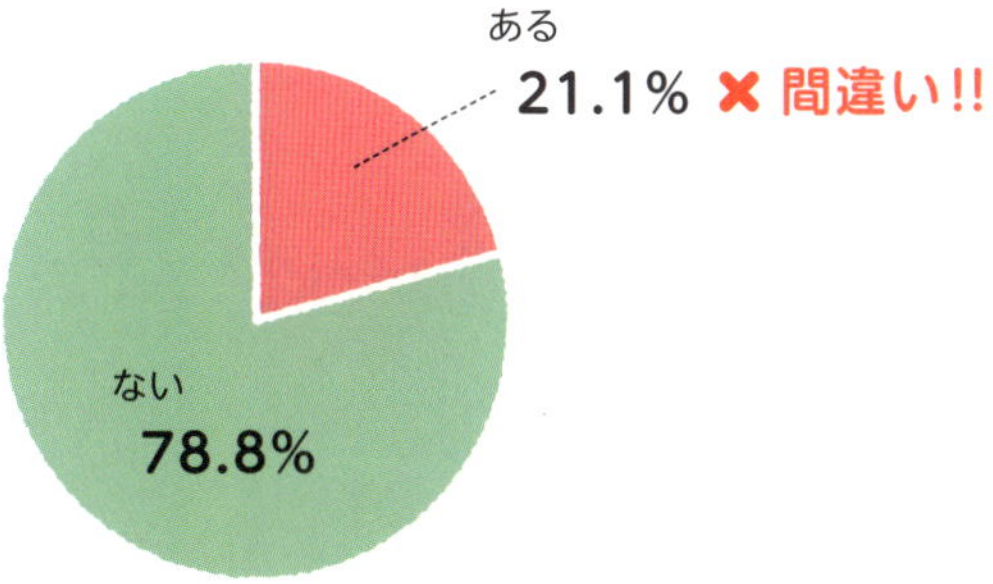

データ 4

・家族または他人からもらった
抗生物質を飲むことについてどう思いますか？

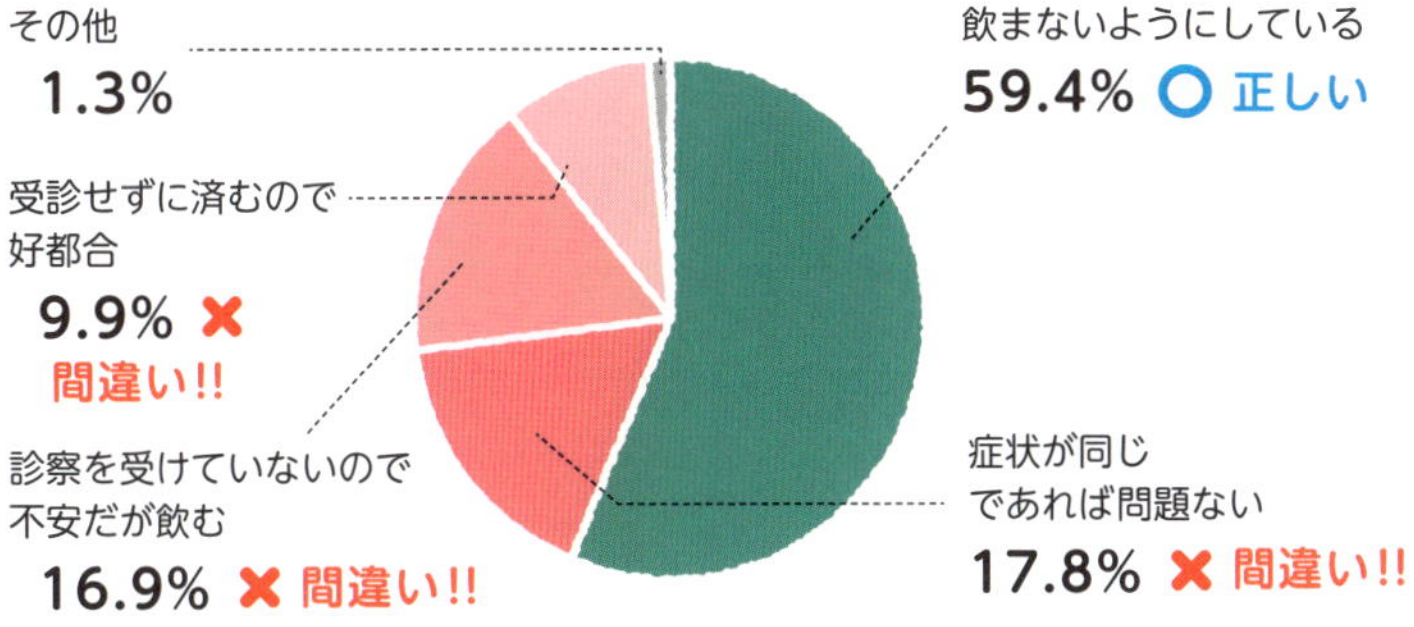

抗生物質の正しい使い方

読者のみなさんは、これまで抗生物質をもらったとき、**指示されたとおりに最後まで飲みきりましたか？**　それとも、オニギリくんのように、**自宅に残っていた抗生物質を飲んだり**（オニギリくんは飲みかけて、くすり先生に相談してやめました）、**途中でやめたことはないですか？**　これらはささいなことに思いますが、実はとても大切なことです。

抗生物質は、細菌に対する治療薬で、細菌による感染症に対して処方されます。一口に抗生物質といってもいろいろな種類があります。細菌にはいろいろな種類があるように、それぞれの細菌の治療に必要な抗生物質は異なります。そしてその飲み方もさまざまです。1日に1回飲む抗生物質もあれば、1日に4回飲む抗生物質もあります。1日4回飲む抗生物質は、1日4回きちんと飲まなければ十分な効果を期待できません。1日4回飲む抗生物質を、1日1回だけ飲んでもだめなのです。また、抗生物質はあなたに合わせて処方されています。**あなたの年齢、体つき、腎臓《じんぞう》や肝臓《かんぞう》の機能などを考慮して、あなたにちょうどよい量に調整**されているのです。なので、例えばお母さんのからだに調整された抗生物質をオニギリくんが飲んではいけません。だからこそ、処方されたとおりの飲み方を守ることは、あなたの病気を確実に治すため、抗生物質による副作用を減らすため、とても重要なのです。

「症状がよくなってもまだ飲むの？」と思う方もいるかもしれません。つらかった症状がよくなるのはうれしいことですが、だからといって原因となった細菌の治療が終わったわけではありません。ここで抗生物質をやめてしまうと、また症状が出てきてしまう可能性もあります。**原因の細菌を完全に治療するべく、処方された抗生物質は飲み切る**ことが大切です。

「抗生物質を飲む期間はなるべく短いほうがいいんじゃないの？」と思う方もいるでしょう。しかし、大切なのは抗生物質を飲む期間の長さではありません。大切なのは、**処方された期間きちんと飲む**ことです。抗生物質を必要とする期間は原因によって大きく異なり、場合によっては一ヵ月、一年と抗生物質を飲む必要がある場合もあるのです。

抗生物質を処方された量で、処方された回数で、処方された期間飲まないと、あなたの細菌感染症が治らないだけではありません。**不適**

切、不十分な飲み方をすると、抗生物質が効かない細菌が生まれてしまうことがあります。これが薬剤耐性菌です。

同じ理由で、処方された抗生物質をとっておいて後で飲んだり、他の人に処方された抗生物質をもらって飲んだりしてはいけません。そもそも効果がないかもしれませんし、思わぬ副作用に苦しめられることすらあります。

抗生物質は指示された通りに服用する、これはあなた自身のために、あなたの子供たちのために、あなたができるとても大切なことなのです。

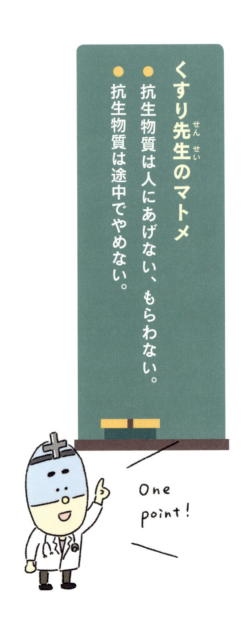

くすり先《せん》生《せい》のマトメ

- 抗生物質は人にあげない、もらわない。
- 抗生物質は途中でやめない。

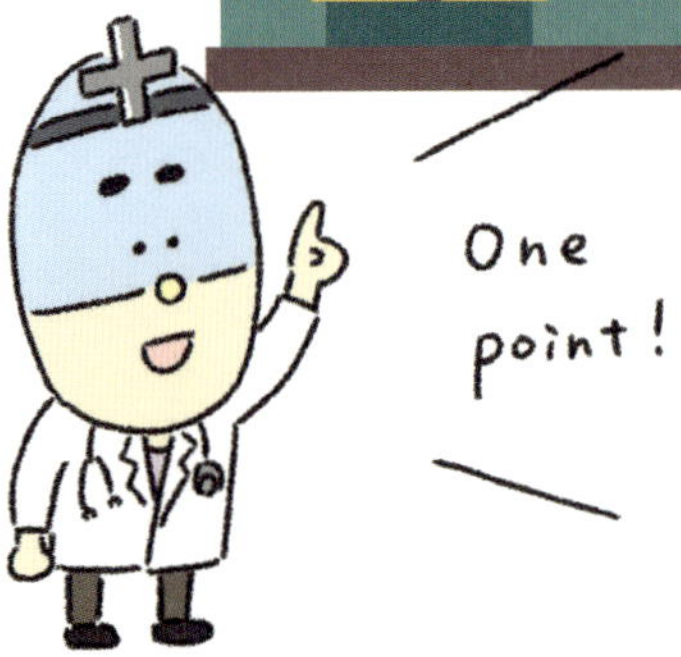

＼プチ情報／

DNAによる薬剤耐性獲得

薬剤耐性の機構は細菌のＤＮＡに組み込まれていますが、細菌のＤＮＡには増殖に必要な情報を組み込んだ染色体上のＤＮＡと、染色体外にあるプラスミドと呼ばれるＤＮＡの２種類があります。薬剤耐性に関わる遺伝子はこのどちらのＤＮＡにも存在し、例えば、黄色ブドウ球菌ではＭＲＳＡ（メチシリン耐性黄色ブドウ球菌）に関わる遺伝子は染色体上に、ベータラクタマーゼ産生に関わる遺伝子はプラスミド上に存在します。

染色体上にあるＤＮＡ情報は、いわゆる“親から子へ”の形で、分裂の際に母細胞から娘細胞に伝えられます（垂直伝搬）。また、死菌などが残していったＤＮＡをちゃっかり自分に取り込んでしまう方法（形質転換）、細菌に感染するウイルス（バクテリオファージ）を介してＤＮＡを取り組む（形質導入）などの方法で、垂直伝搬以外の方法で新たに薬剤耐性を獲得することもあります（水平伝搬）。

こういった形式の薬剤耐性獲得ももちろん問題ではあるのですが、プラスミド上にあるＤＮＡによる薬剤耐性獲得は、より大きな問題となります。プラスミド上のＤＮＡは生存に関わらない代わりに自由が効きやすく、「接合」という方法で同一種内や、なんと種を越えて他菌種にまで薬剤耐性情報を伝えることができます（水平伝搬）。例えるなら、ソーシャルネットワーク上で情報が次から次へと拡散していくようなもので、プラスミド上に耐性遺伝子があると、薬剤耐性菌の拡散が非常に速くなることが想像できるのではないでしょうか。

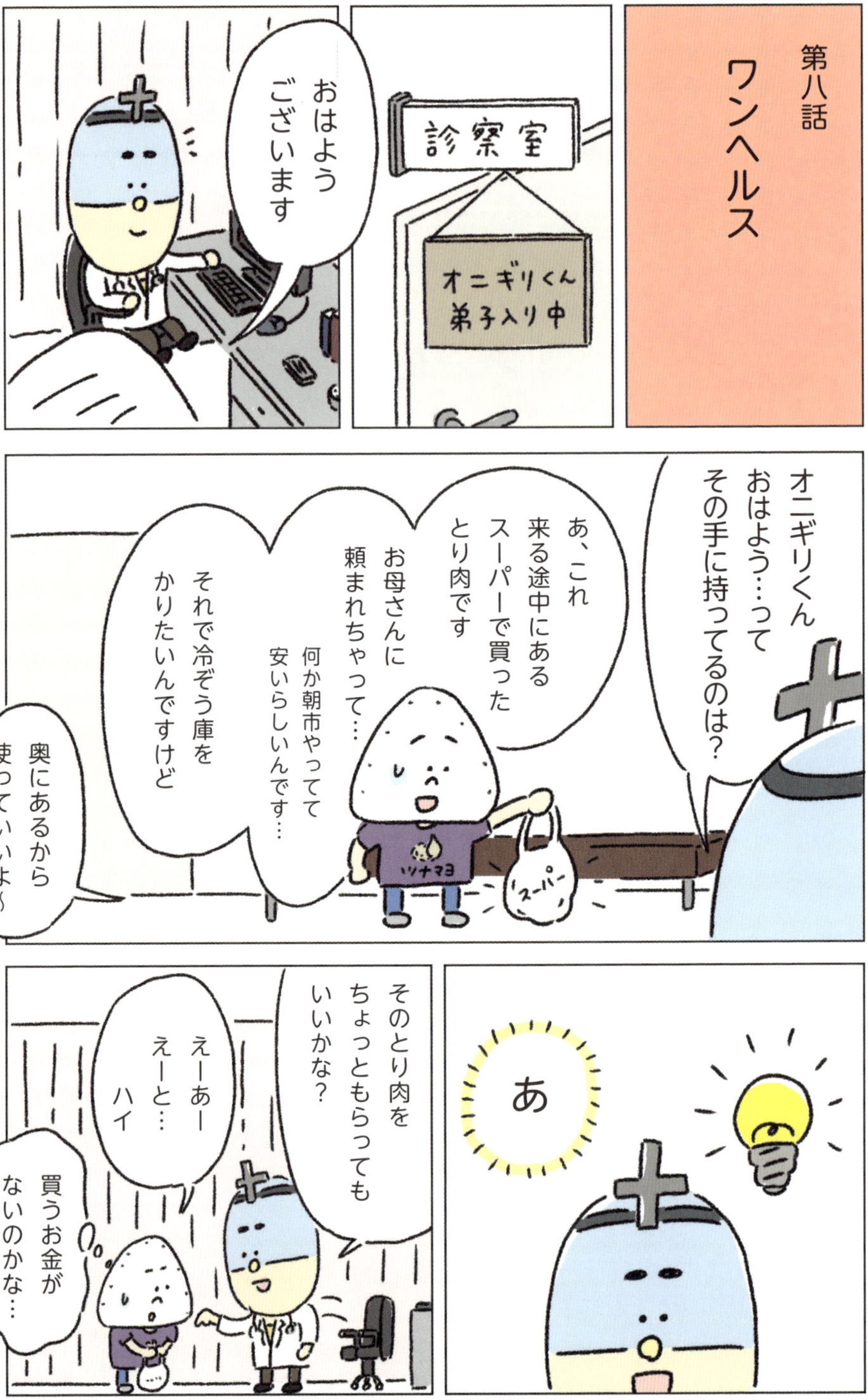
第八話
ワンヘルス
診察室
オニギリくん弟子入り中
おはようございます
オニギリくんおはよう…ってその手に持ってるのは?
あ、これ来る途中にあるスーパーで買ったとり肉です
お母さんに頼まれちゃって…
何か朝市やってて安いらしいんです…
それで冷ぞう庫をかりたいんですけど
奥にあるから使っていいよ~
ツナマヨ
スーパー
あ
そのとり肉をちょっともらってもいいかな?
えーあー えーと… ハイ
買うお金がないのかな…

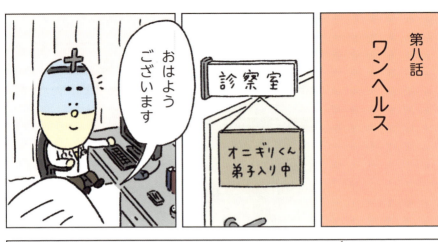

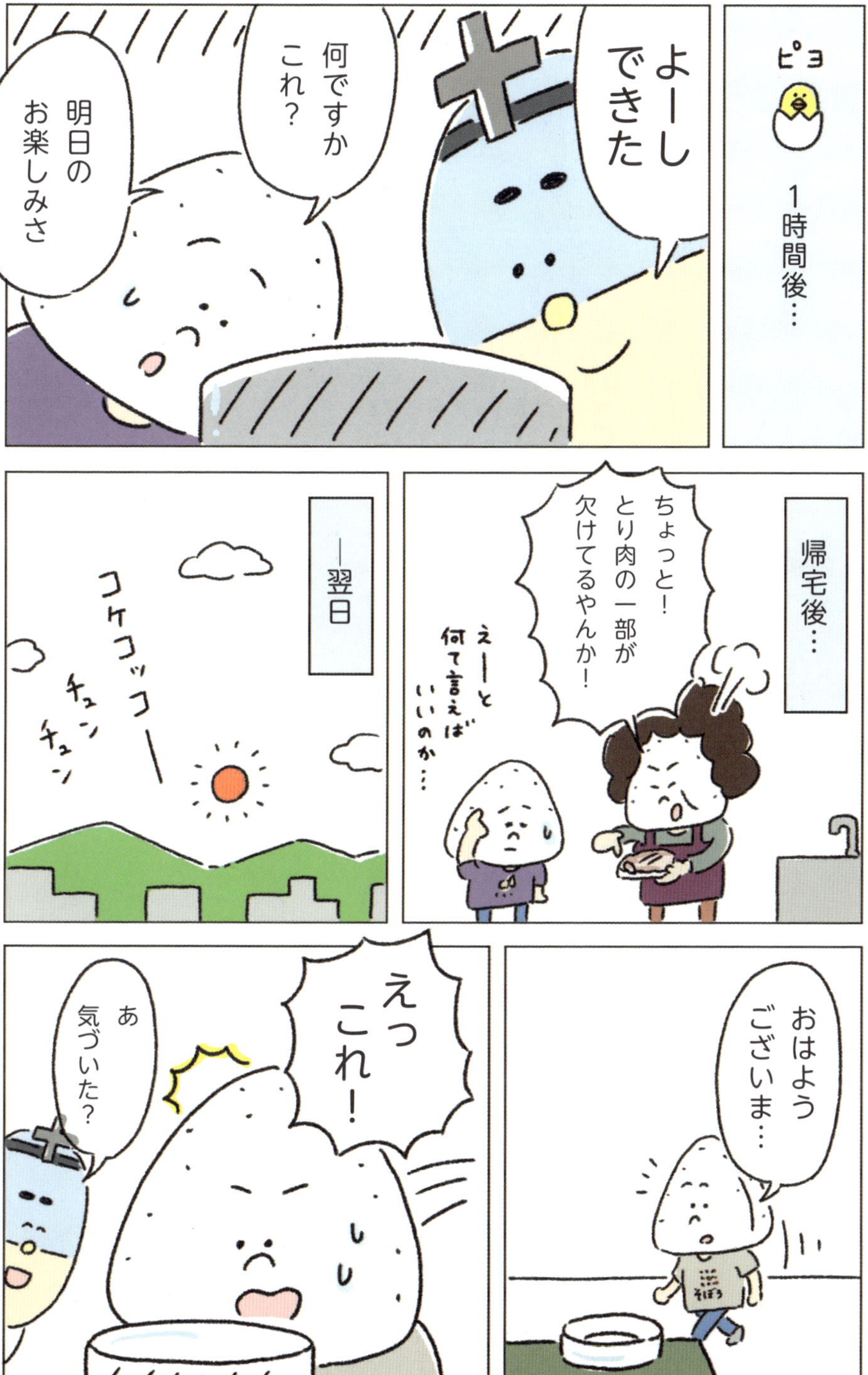
ピヨ
1時間後…
よーしできた
何ですかこれ?
明日のお楽しみさ
帰宅後…
ちょっと!とり肉の一部が欠けてるやんか!
えーと何て言えばいいのか…
—翌日
コケコッコー
チュンチュン
おはようございま…
えっこれ!
あ気づいた?

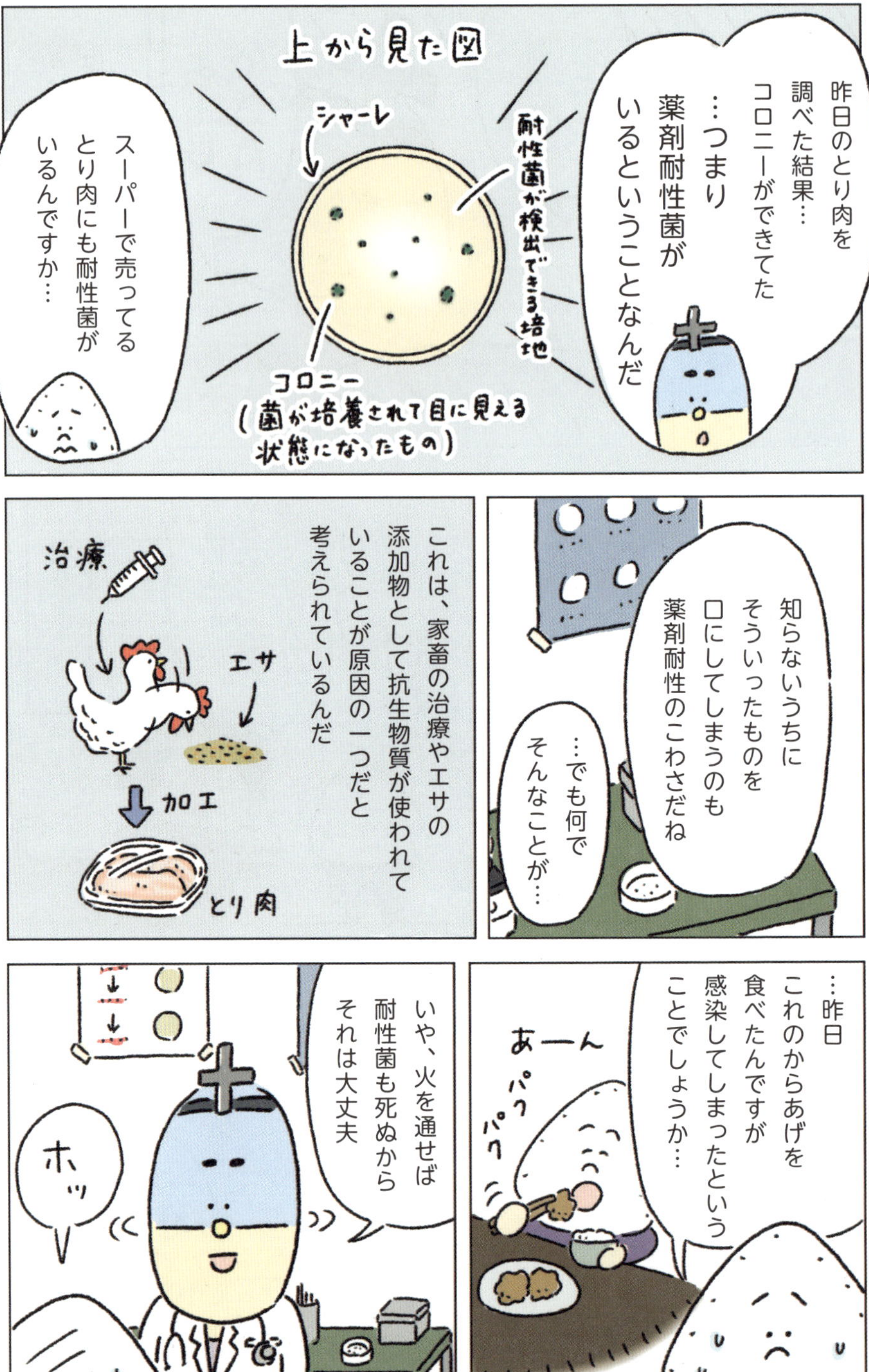
昨日のとり肉を調べた結果…コロニーができてた
…つまり薬剤耐性菌がいるということなんだ
上から見た図
シャーレ
耐性菌が検出できる培地
コロニー（菌が培養されて目に見える状態になったもの）
スーパーで売ってるとり肉にも耐性菌がいるんですか…
知らないうちにそういったものを口にしてしまうのも薬剤耐性のこわさだね
…でも何でそんなことが…
これは、家畜の治療やエサの添加物として抗生物質が使われていることが原因の一つだと考えられているんだ
治療
エサ
加工
とり肉
…昨日これのからあげを食べたんですが感染してしまったということでしょうか…
あーん
パク
パク
いや、火を通せば耐性菌も死ぬからそれは大丈夫
ホッ

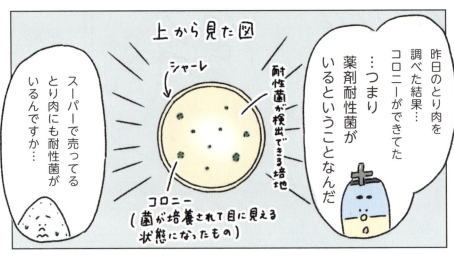

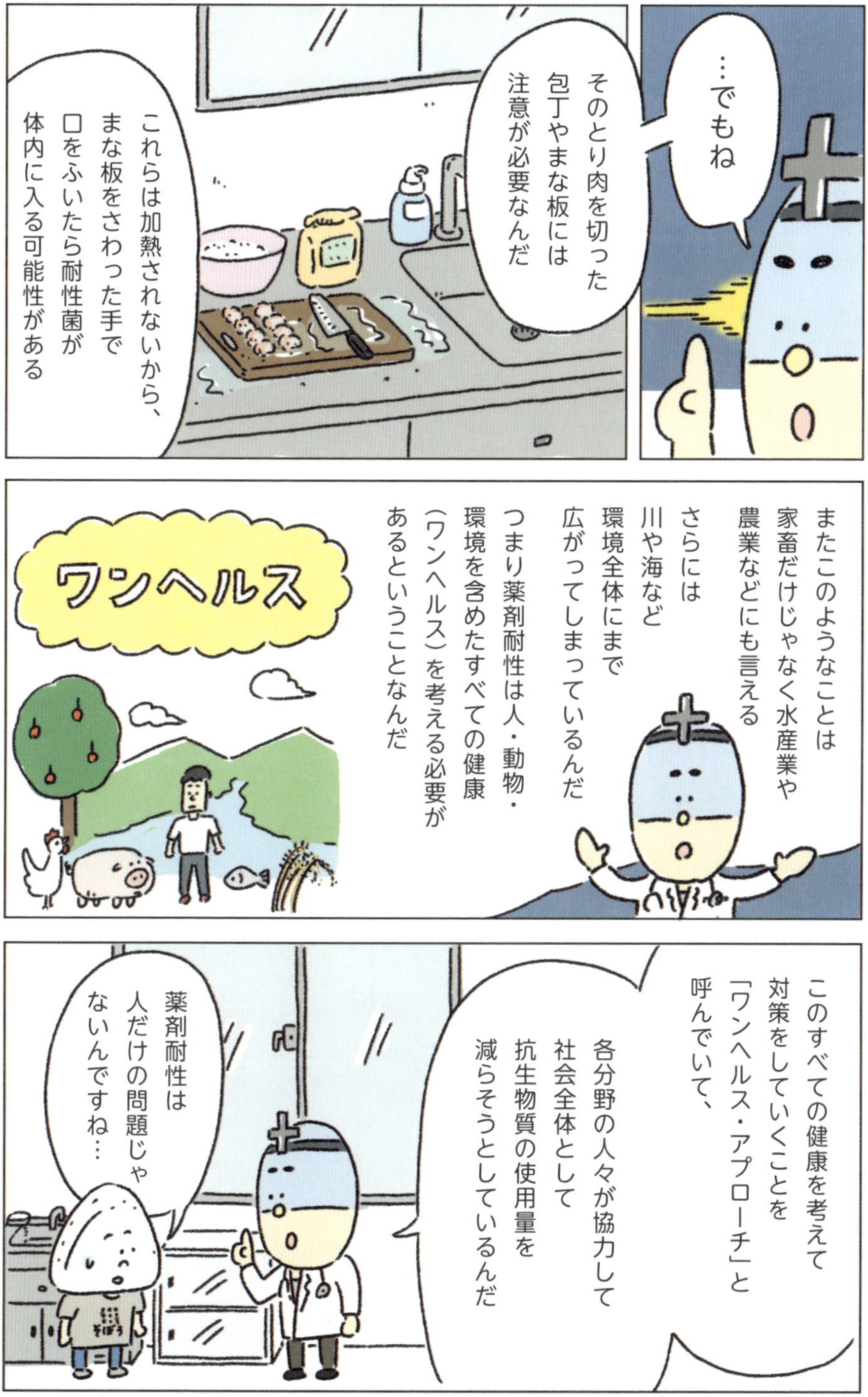
…でもね
そのとり肉を切った
包丁やまな板には
注意が必要なんだ
これらは加熱されないから、
まな板をさわった手で
口をふいたら耐性菌が
体内に入る可能性がある
またこのようなことは
家畜だけじゃなく水産業や
農業などにも言える
さらには
川や海など
環境全体にまで
広がってしまっているんだ
つまり薬剤耐性は人・動物・
環境を含めたすべての健康
（ワンヘルス）を考える必要が
あるということなんだ
ワンヘルス
このすべての健康を考えて
対策をしていくことを
「ワンヘルス・アプローチ」と
呼んでいて、
各分野の人々が協力して
社会全体として
抗生物質の使用量を
減らそうとしているんだ
薬剤耐性は
人だけの問題じゃ
ないんですね…

ワンヘルス

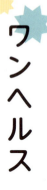

「ワンヘルス（One Health）」という言葉を聞いたことはあるでしょうか。**ワンヘルスは、ヒトの健康を守るためには動物や環境にも目を配る必要があるという概念**です。地球上にはヒト以外の多くの生物がさまざまな環境の中で生きています。ヒトが地球環境を破壊することで、環境や他の生物に影響を与えてしまう可能性があります。化学物質による環境汚染や気候温暖化による環境変化はわかりやすい例です。しかし、薬剤耐性（ＡＭＲ）対策でワンヘルスとは一体どのようなことを指しているのか想像がつきにくいかもしれません。

抗生物質は医療だけではなく畜産業《ちくさんぎょう》、水産業《すいさんぎょう》、農業《のうぎょう》

など幅広い分野で用いられています。なかでも**畜産業では、抗生物質を家畜の感染症の治療のみならず、発育促進の目的で、飼料に混ぜて用いてきました。**国別にみると世界的に重要な食肉生産国である中国、アメリカ、ブラジルでの使用量がもっとも多く、日本やヨーロッパ諸国でも多くの抗生物質が畜産で用いられています。**畜産での抗生物質使用量は多くの国で、医療でのヒトへの使用量よりも多い**ことが知られています。

動物への抗生物質の投与によって薬剤耐性菌が発生することは、多くの事例で確認されてきました。例えば2007年オランダでは、畜産業で働く人のあいだに薬剤耐性菌であるメチシリン耐性黄色ブドウ球菌（MRSA）がブタが由来で広がったと報告されました。これは、動物からヒトへの薬剤耐性菌伝播《でんぱ》が明らかになった事例の一つです。この事例では畜産業で働く人や獣医、さらにその家族にMRSAが伝播していることが判明し、食肉を通じた伝播も確認されています。家畜に生じた薬剤耐性菌が食肉を通じてヒトの感染症の原因となることは、大腸菌感染症でも示されています。

また、**動物に投与された抗生物質は食肉に残ってしまうことがあります。**そのため出荷前には一定期間、抗生物質の投与を禁止するなどの方法がとられています。しかし、食肉から抗生物質の成分が検出されることよりも薬剤耐性菌が検出されることの方がずっと多く、薬剤耐性菌対策の視点からは抗生物質が残ってしまうことよりも耐性菌そのものの方が重要な問題と言えます。

これらを通じ、**畜産業における抗生物質の使用や動物**

由来の薬剤耐性菌が人間社会に影響を及ぼしていることがわかってきました。ヨーロッパ諸国を中心に家畜に対する抗生物質の使用の制限が進むなど、世界的に対策が進められています。

次に、環境の視点からみてみると、**薬剤耐性菌や抗生物質によって環境が汚染される**ということが起こっています。例えば動物の排泄物に薬剤耐性菌が含まれていると、耐性菌による水系汚染や農産物の汚染につながる可能性があります。汚染された野菜が食卓にのぼれば、環境由来の薬剤耐性菌がヒトに定着してしまうかもしれません。

実際に、日本の都市河川の中下流でヒトに由来した薬剤耐性大腸菌が検出されたとの報告や、同じく河川水から一部の抗生物質が検出されたとの報告もあり、環境における薬剤耐性菌や抗生物質の広がりが指摘されています。

また、東南アジア、南アジア諸国への旅行者はしばしば多剤《たざい》耐性菌《たいせいきん》（多くの抗生物質がきかなくなった細菌）を体の中にもったまま帰国するとの報告が複数あります。これも多剤耐性菌による環境の汚染が背景にあると考

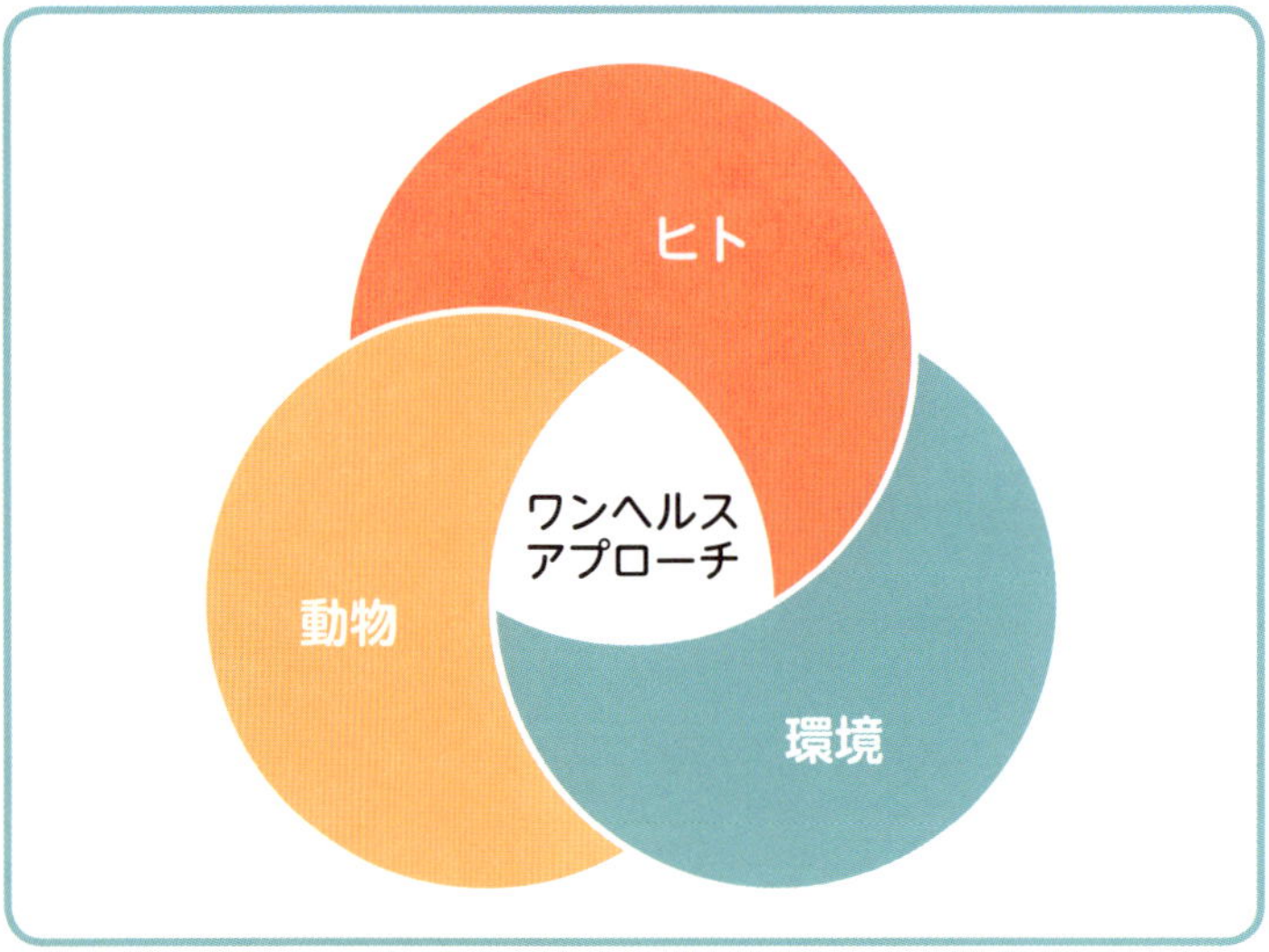

図 ワンヘルス・アプローチ

[AMR臨床リファレンスセンター：薬剤耐性（AMR）とワンヘルス（One health）より転載]

えられています。

ほかにも、**ペット、養殖業、農業など、広い分野で抗生物質が使用されており、薬剤耐性菌検出の報告も増えてきています。**しかし、まだ薬剤耐性菌に対する研究が進んでいない分野も多く、幅広い取り組みを通じて薬剤耐性菌対策を進めていく必要があります。

このように**薬剤耐性菌対策はまさにワンヘルスの観点から取り組むべき課題**なのです。

くすり先《せん》生《せい》のマトメ

- 薬剤耐性は、ヒト・動物・環境といったワンヘルスに対するアプローチが必要です。
- 多くの国で畜産での抗生物質使用量は、ヒトでの使用量よりも多いことが知られています。

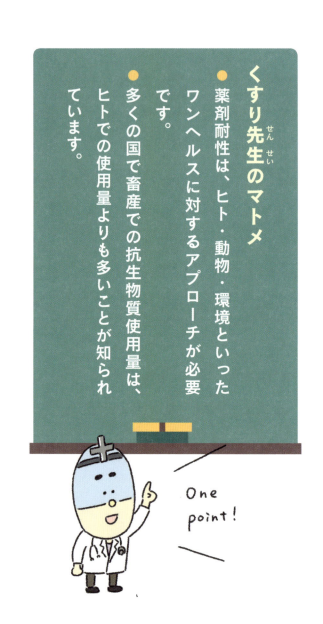

4章

薬剤耐性に対する世界と日本の取り組み

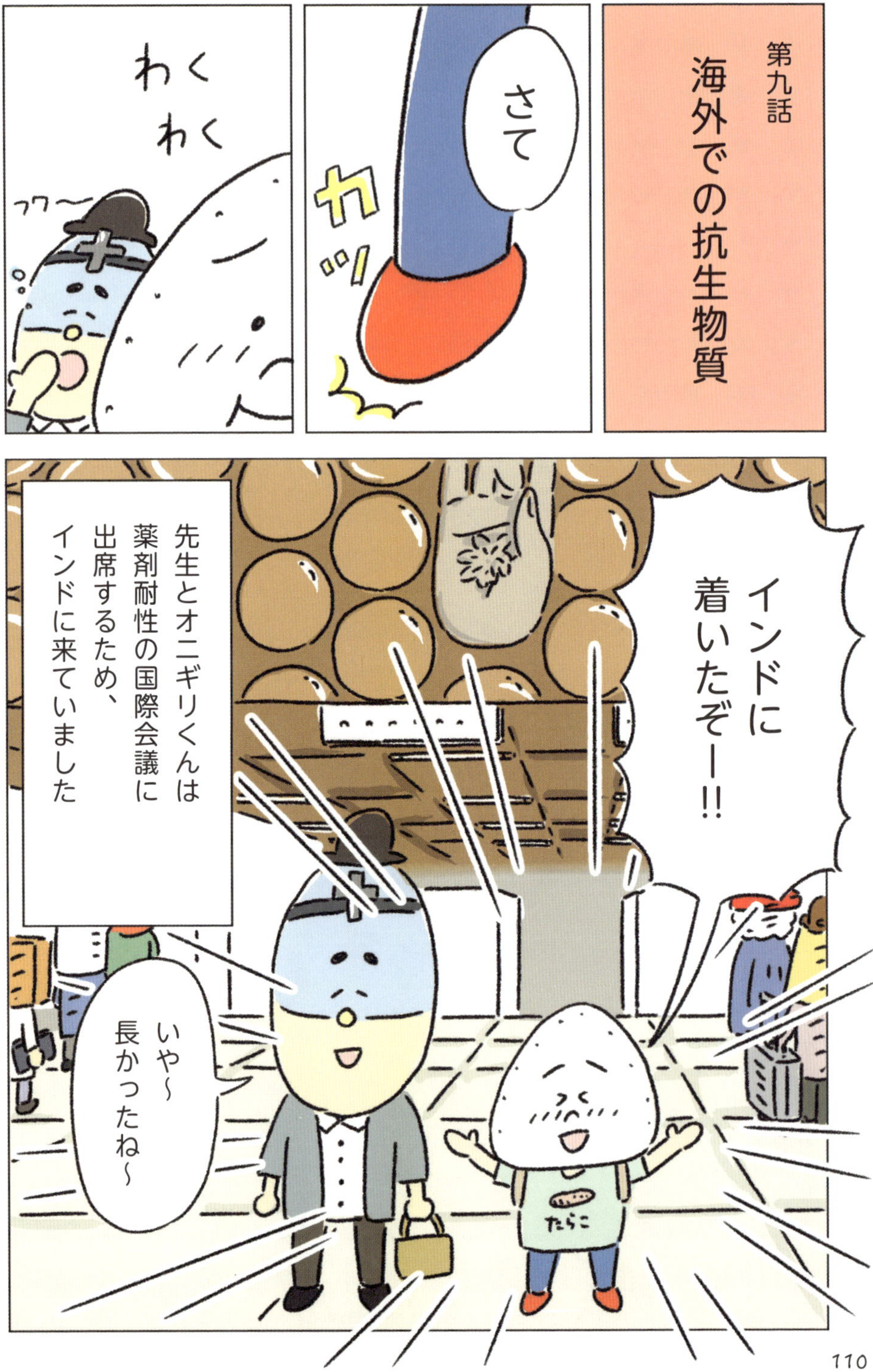
第九話
海外での抗生物質
さて
カッ
わくわく
フワ〜
インドに着いたぞー!!
先生とオニギリくんは薬剤耐性の国際会議に出席するため、インドに来ていました
いや〜長かったね〜
たらこ

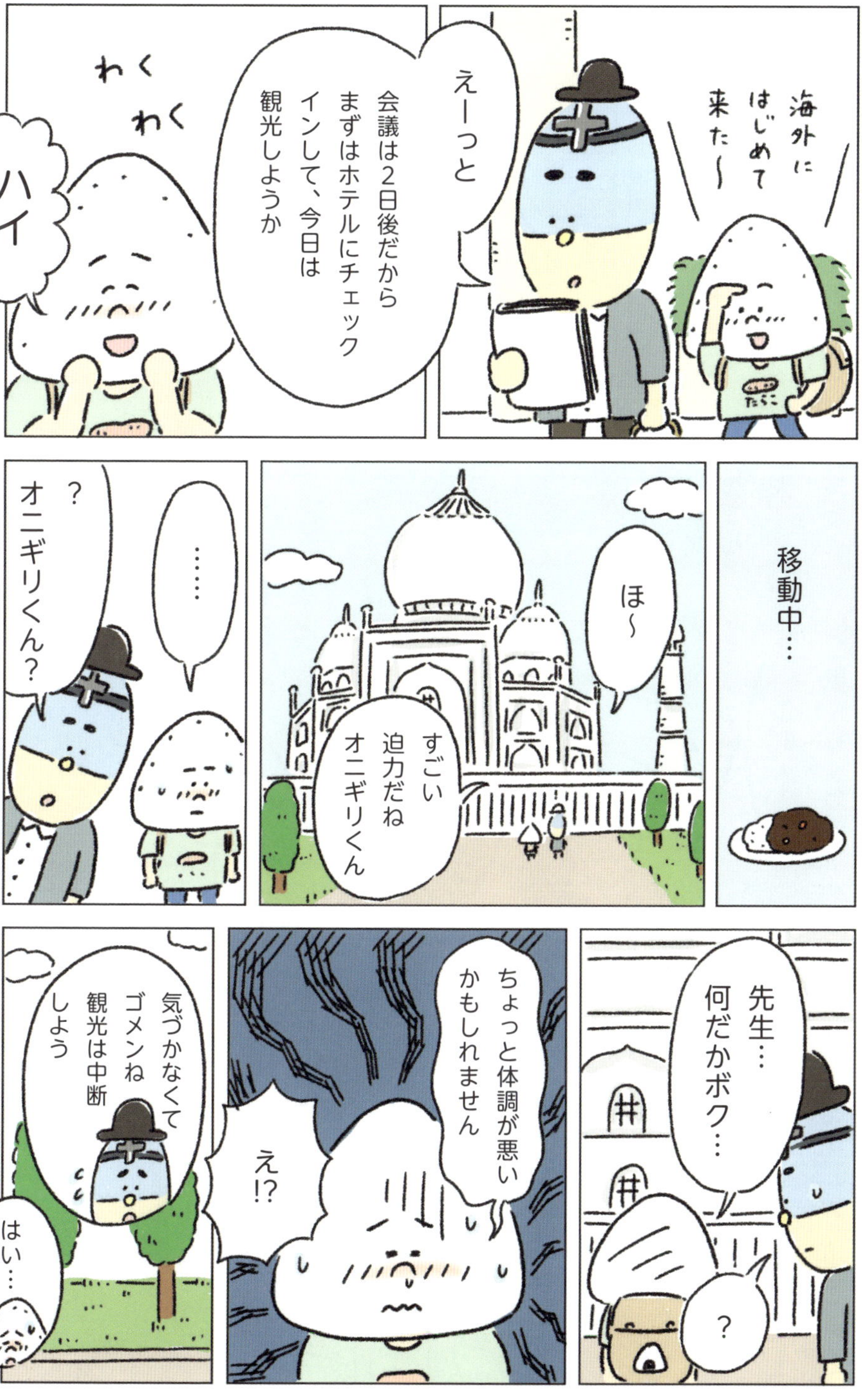
海外にはじめて来た〜
えーっと
会議は2日後だからまずはホテルにチェックインして、今日は観光しようか
わくわく
ハイ
移動中…
ほ〜
すごい迫力だねオニギリくん
……
？
オニギリくん？
先生…何だかボク…
？
ちょっと体調が悪いかもしれません
え!?
気づかなくてゴメンね観光は中断しよう
はい…
たらこ

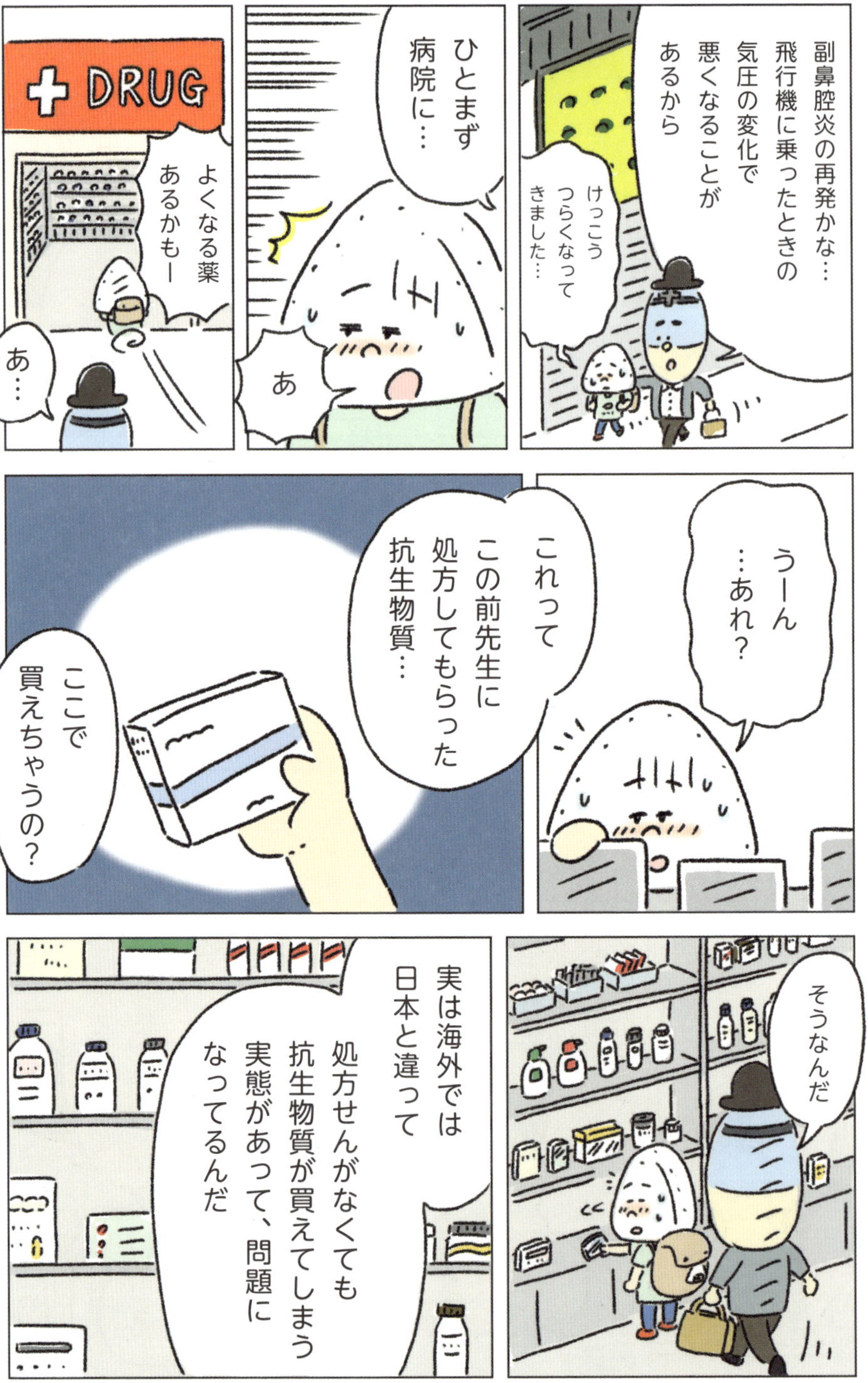

副鼻腔炎の再発かな…
飛行機に乗ったときの
気圧の変化で
悪くなることが
あるから
けっこう
つらくなって
きました…
ひとまず
病院に…
あ
DRUG
よくなる薬
あるかもー
あ…
うーん
…あれ？
これって
この前先生に
処方してもらった
抗生物質…
ここで
買えちゃうの？
そうなんだ
実は海外では
日本と違って
処方せんがなくても
抗生物質が買えてしまう
実態があって、問題に
なってるんだ

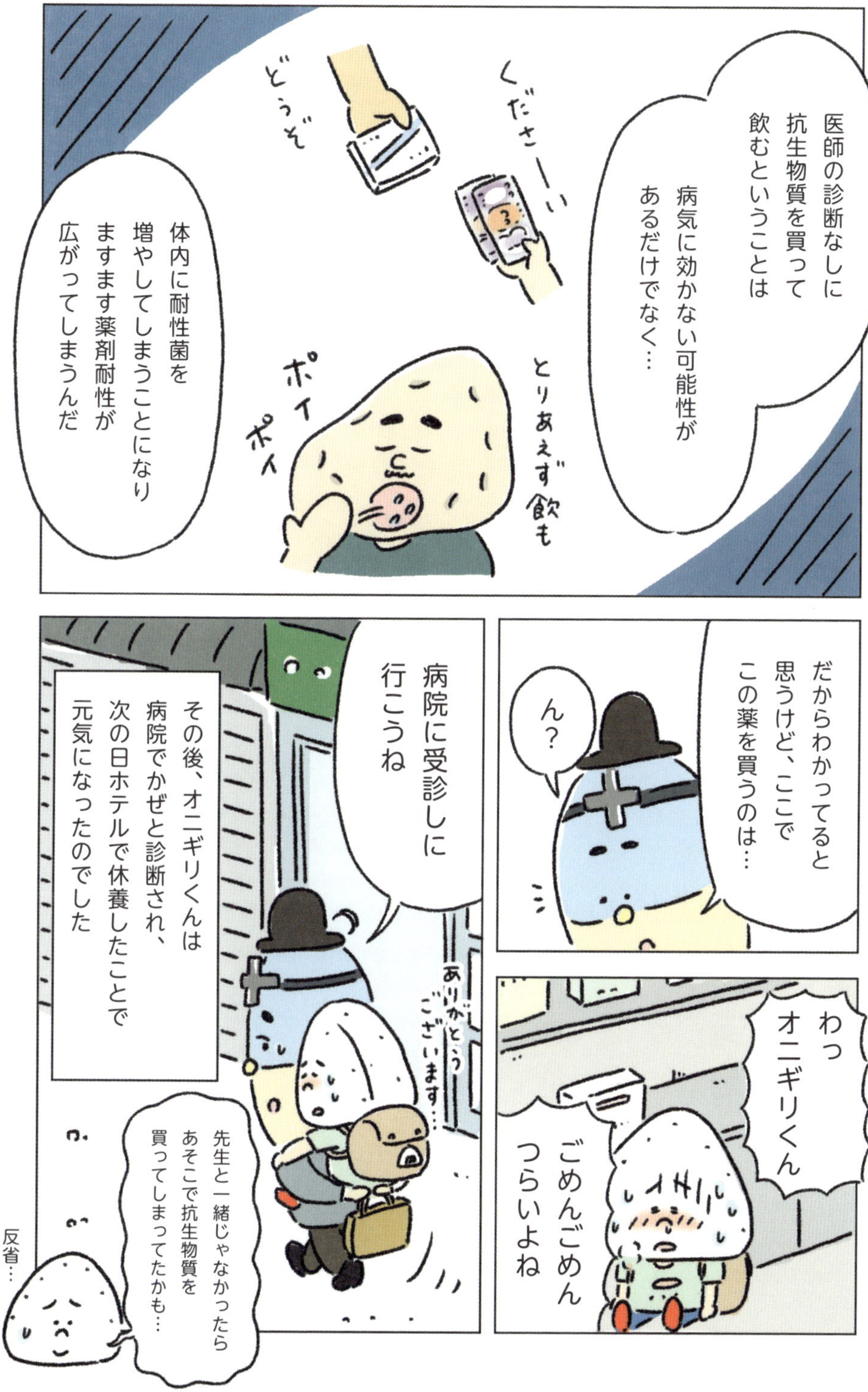
医師の診断なしに抗生物質を買って飲むということは
病気に効かない可能性があるだけでなく…
くださーーい
どうぞ
とりあえず飲も
ポイポイ
体内に耐性菌を増やしてしまうことになりますます薬剤耐性が広がってしまうんだ
だからわかってると思うけど、ここでこの薬を買うのは…
ん？
わっ オニギリくん
ごめんごめん つらいよね
病院に受診しに行こうね
ありがとうございます…
その後、オニギリくんは病院でかぜと診断され、次の日ホテルで休養したことで元気になったのでした
先生と一緒じゃなかったらあそこで抗生物質を買ってしまってたかも…
反省…

途《と》上《じょう》国《こく》での抗《こう》生《せい》物《ぶっ》質《しつ》の問題

読者のみなさんは、（オニギリくんが訪れた）インドなどの途《と》上《じょう》国《こく》の薬《やっ》局《きょく》で、抗《こう》生《せい》物《ぶっ》質《しつ》が売られているところを見たことはあるでしょうか？

日本では、抗生物質を手に入れるためには、原則、医師に診察をしてもらった後にもらえる**処《しょ》方《ほう》せん**が必要ですが、**一部の発展途上国では処方せんなしで抗生物質を買えることが問題となっています。**

薬は、一般的に、処《しょ》方《ほう》せん医《い》薬《やく》品《ひん》（POM*）あるいは市《し》販《はん》薬《やく》（OTC**）に分類され、**抗生物質は処方せん医薬品**に分類されます。日本のような**先《せん》進《しん》国《こく》では、抗生物質は医師などの資**

＊　：Prescription Only Medicine
＊＊：Over the Counter

格のある専門家の処方せんに基づき処方されます。しかし、**一部の発展途上国《はってんとじょうこく》では医師など専門家の数が限られているため、だれでも手軽に病院にかかれるわけではありません。**そのため、処方せんがなくても抗生物質の購入が可能となっています。

１９７０年から２００９年におけるＯＴＣに関する研究では、抗生物質のＯＴＣ販売は世界中で起こり、北欧と北米以外での抗生物質使用の19～100％を占めていたことが明らかになりました。**ＯＴＣ販売の大きな問題点は、不要な抗生物質が不適切に使用されることです。**これは、感染症が適切に診療されないだけでなく、**薬剤耐性菌を発生させてしまう可能性があります。**これらのことを防ぐためにも、販売規制に基づいた抗生物質使用が必要とされます。

その一例を挙げると、南米のチリでは、OTC販売に対して、抗生物質の販売を処方せんのみに制限し、医薬品の監督当局による監視と、抗生物質の正しい使い方についてのポスターとパンフレットの配布を行いました。しかし、一時的には抗生物質の使用量を減らすことに成功したものの、長期的には使用量の削減を維持できませんでした。この原因は不明ですが、規制を行うとともに、抗生物質の消費者（一般国民）と処方者（医療従事者）の知識と態度を改善することが必要であると結論づけられました。

一方で、抗生物質のOTC販売は、**薬剤耐性対策や抗生物質の適正使用の点からは、改善されるべき**点ですが、発展途上国のへき地といった**医療アクセスが困難な地域では**（病院を受診して処方せんを出してもらうことが困難な地域)、**抗生物質のOTC販売は感染症の治療のためには必要**ともされており、**一口に「良い」「悪い」と判断できない**のも実情です。

くすり先《せん》生《せい》のマトメ

- 一部の発展途上国では、処方せんなしに抗生物質を購入でき、抗生物質の不適切使用につながっています。
- このことにより、感染症が適切に診療されないだけでなく、薬剤耐性菌を発生させてしまう可能性があります。

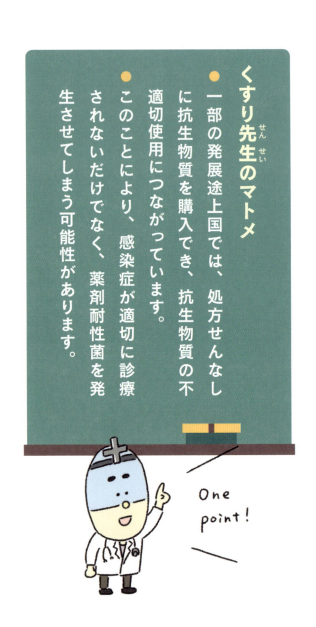

用語解説④

● 処方《しょほう》せん

病院などの医療機関で発行され、必要な薬の種類、量、投与方法などが記載された、医薬品を処方するための文書。読者のみなさんも、病院受診した際にもらったことがあるのではないでしょうか？　日本では、この「処方せん」がなければ抗生物質を入手することはできません。海外では、この「処方せん」がなくても抗生物質を薬局で購入できることが問題になっています。

● WHO（世界保健機関《せかいほけんきかん》、World Health Organization）

「すべての人々が可能な最高の健康水準に到達すること」を目的として設立された国際連合の専門機関の一つ。1948 年に設立されて以来、世界の人々の健康を守るため、さまざまな活動を行っています。現在の加盟国は 194 ヵ国で、日本は 1951 年に加盟しました。本部はスイスのジュネーブにあります。

● 薬剤耐性《やくざいたいせい》（AMR）対策《たいさく》アクション・プラン 2016-2020

WHO の「薬剤耐性に関するグローバル・アクション・プラン」をもとに、2016 年に日本で作成された行動計画。6 個の大きな項目からなり、「国際協力」という日本独自の項目がもりこまれています。

● AMR 臨床《りんしょう》リファレンスセンター

2017 年 4 月、日本の「薬剤耐性（AMR）対策アクション・プラン 2016-2020」に基づいた活動を行うために、厚生労働省の委託事業として国立国際医療研究センター内に設置されました。このセンターでは、主にヒトの情報を取り扱っています。

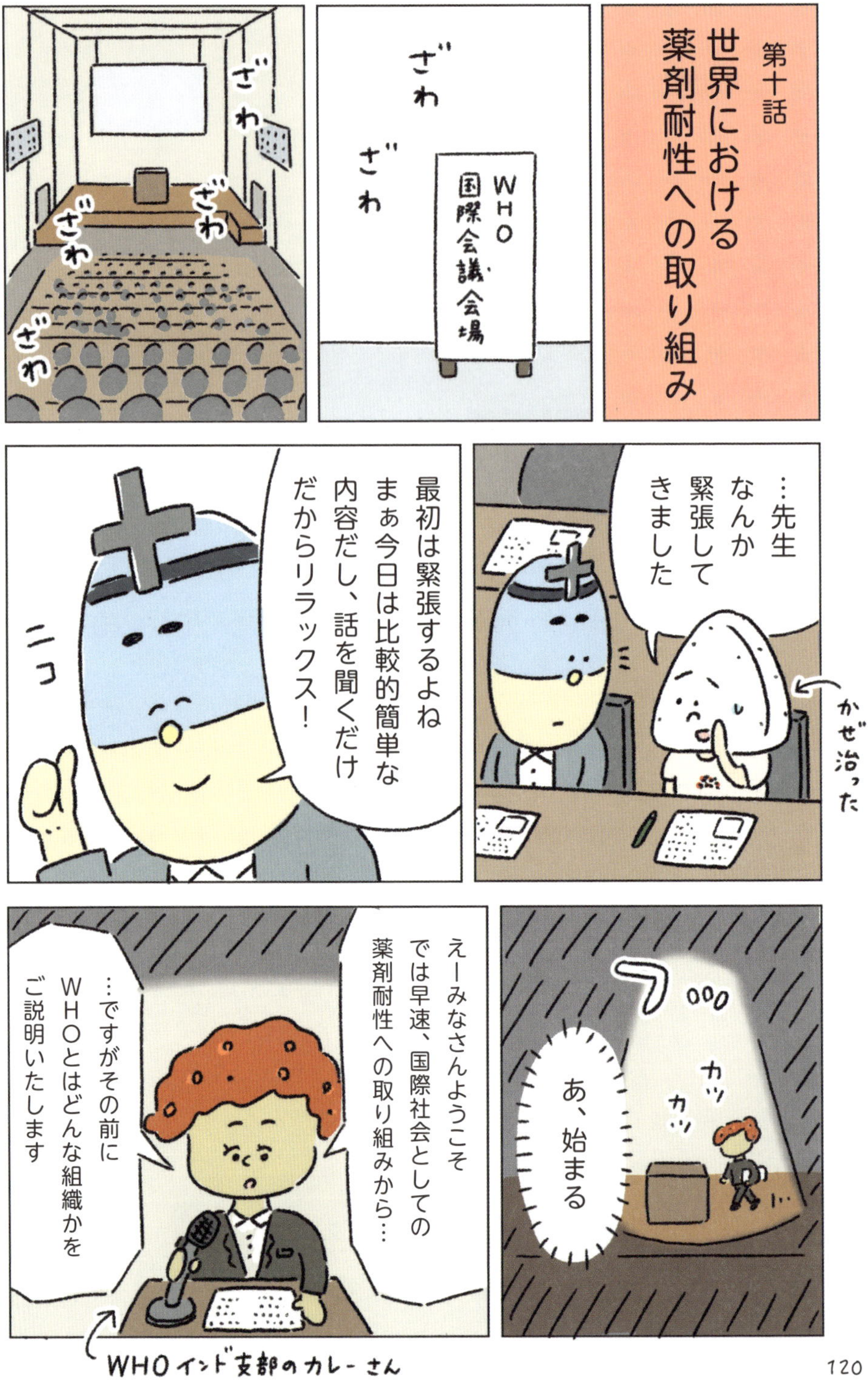
第十話
世界における薬剤耐性への取り組み
ざわ
ざわ
WHO国際会議場
ざわ
ざわ
ざわ
ざわ
…先生なんか緊張してきました
かぜ治った
最初は緊張するよね まぁ今日は比較的簡単な内容だし、話を聞くだけだからリラックス！
ニコ
カツ
カツ
あ、始まる
えーみなさんようこそ では早速、国際社会としての薬剤耐性への取り組みから…
…ですがその前にWHOとはどんな組織かをご説明いたします
WHOインド支部のカレーさん

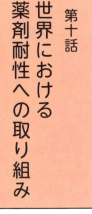

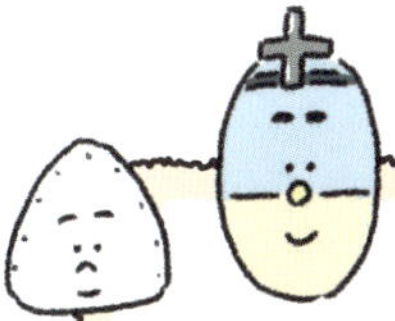
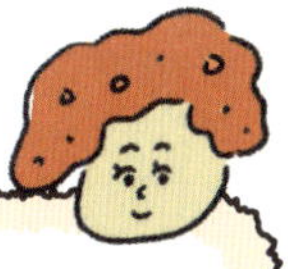

WHOとは

概要

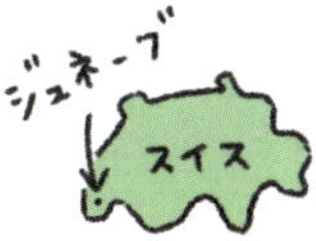
ジュネーブ
スイス

- World Health Organizationの略称であり、日本語では世界保健機関という。
- 国際連合の専門機関の一つで、1948年に設立
- 本部はスイスのジュネーブにあり、2018年時点で194の国が加盟している。

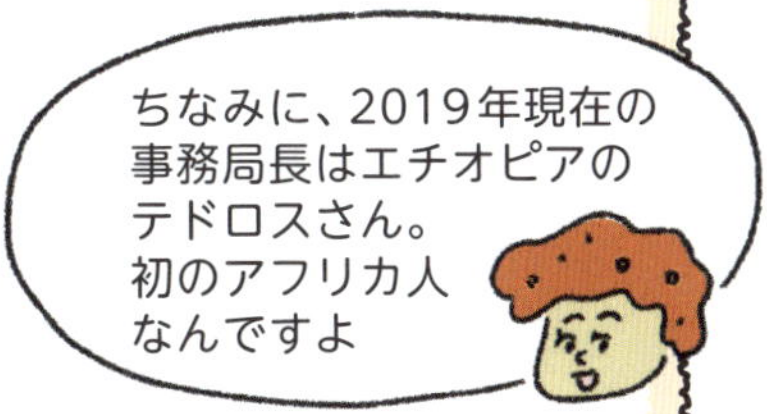
ちなみに、2019年現在の
事務局長はエチオピアの
テドロスさん。
初のアフリカ人
なんですよ

組織構造

大きく分けて3層構造になっている

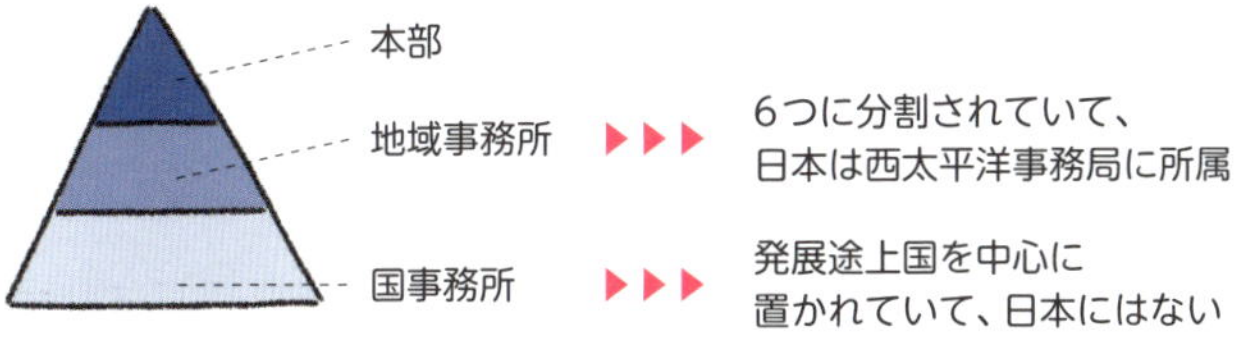
本部
地域事務所
6つに分割されていて、
日本は西太平洋事務局に所属
国事務所
発展途上国を中心に
置かれていて、日本にはない

何をしているところ？

- 保健分野の国際基準やガイドラインの作成
- 感染症やその他の病気の撲滅事業の促進
- 保健事業の強化についての世界各国への技術協力　など

これまでの主な成果

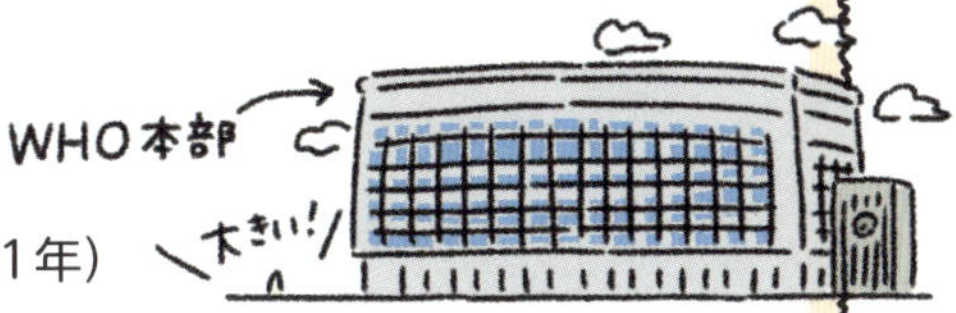
WHO本部
大きい!

- 国際保健規則の制定・実施（1951年）
- 天然痘《てんねんとう》の根絶（1980年）
- たばこ規制枠組条約の採択（2003年）

国際社会における
薬剤耐性(AMR)対策の取り組み

2011年4月	WHOが世界保健デーにおいて「薬剤耐性」を重要なテーマとして取り上げ、「ワンヘルス・アプローチ」に基づき世界的に取り組みを行う必要性を訴えた。
2013年	Gサイエンス学術学会が薬剤耐性の脅威に対する共同声明を出した。
2015年5月	WHOの世界保健総会で「薬剤耐性に関するグローバル・アクション・プラン」が採択された。そして加盟国に2年以内に自国の行動計画の策定と行動を求めた。
2015年6月	G7エルマウサミットで、G7諸国が協調して薬剤耐性対策に取り組む方針が盛り込まれた。
2015年10月	G7ベルリン保健大臣会合で、薬剤耐性対策の3本柱として、①感染予防・感染制御、②抗微生物薬の有効性の維持、③研究開発の促進が掲げられた。
2016年4月	アジアAMR東京閣僚会議で、アジア太平洋地域で薬剤耐性対策の重要性を認識し、協調して対策を促進するためのイニシアティブの創設を発表した。
2016年5月	G7伊勢志摩サミットで、G7諸国がさらに協調して対策に取り組み、同年9月の国連総会における「AMRに関するハイレベル会合」を開催することを決めた。
2016年9月	国連総会において、薬剤耐性対策におけるワンヘルス・アプローチを推進するなど、今後の対策を議論した。

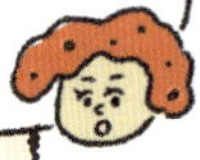
WHOが世界に先がけて薬剤耐性の脅威に警鐘を鳴らしたの

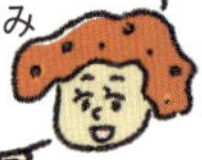
これによって、より具体的に薬剤耐性に対して行動を起こそうという取り組みが始まったわ

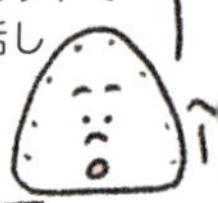
日本で行われたサミットで薬剤耐性のことが話し合われてたんだ…

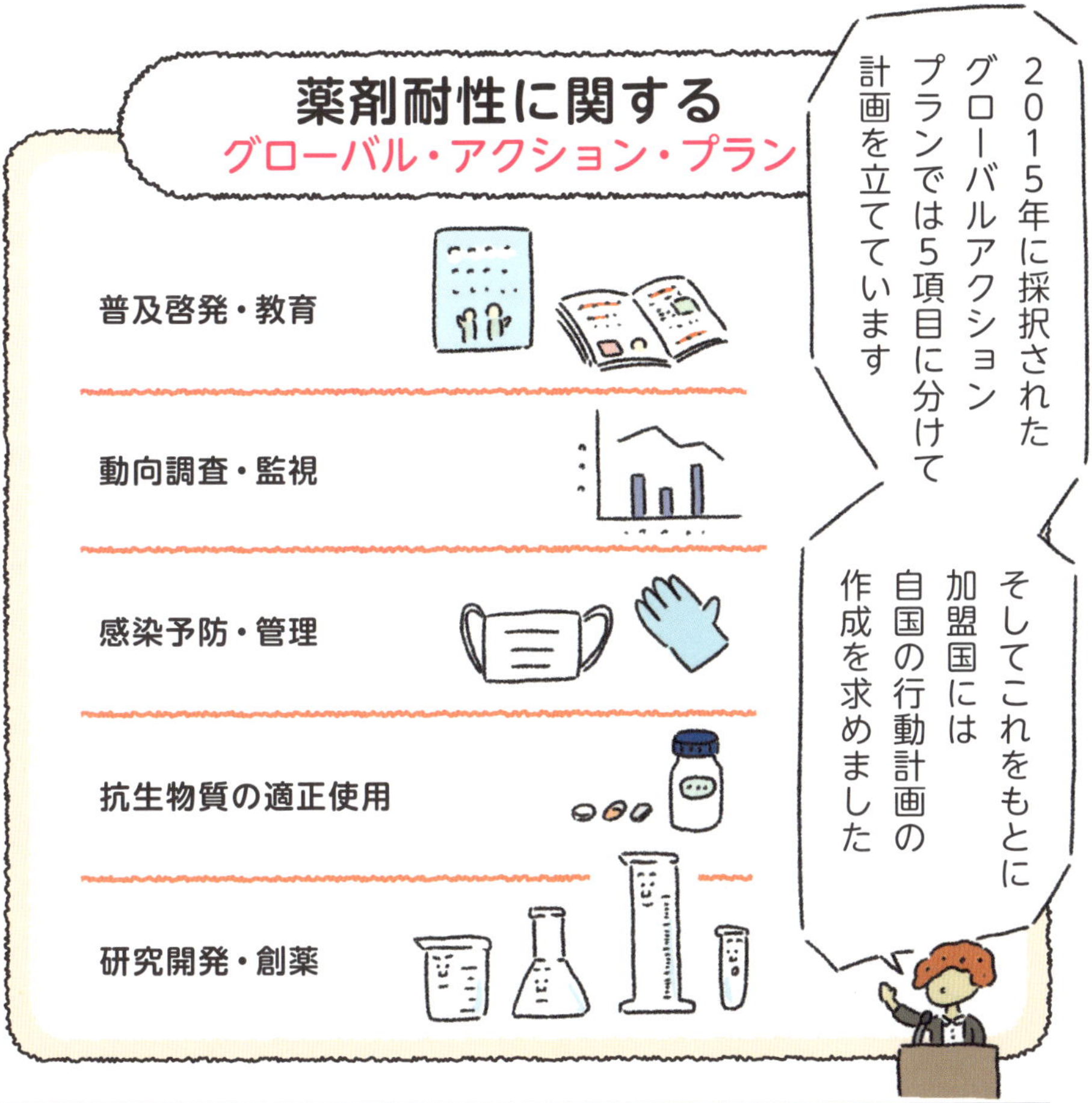

薬剤耐性に関する
グローバル・アクション・プラン
普及啓発・教育
動向調査・監視
感染予防・管理
抗生物質の適正使用
研究開発・創薬
2015年に採択されたグローバルアクションプランでは5項目に分けて計画を立てています
そしてこれをもとに加盟国には自国の行動計画の作成を求めました

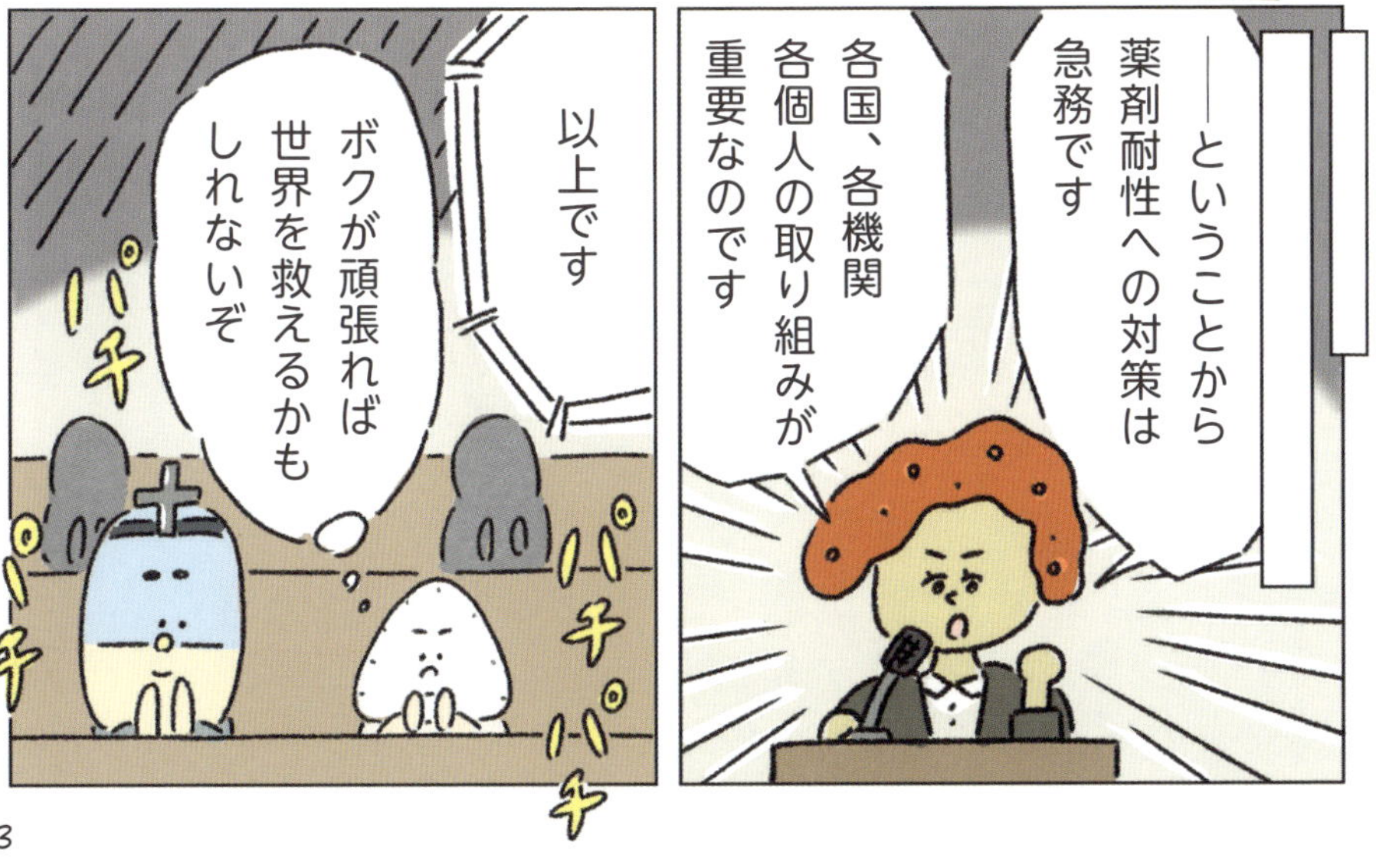

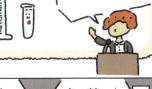

——ということから薬剤耐性への対策は急務です
各国、各機関各個人の取り組みが重要なのです
以上です
ボクが頑張れば世界を救えるかもしれないぞ
パチ
パチ
パチ

世界における薬《やく》剤《ざい》耐《たい》性《せい》への取り組み

抗《こう》生《せい》物《ぶっ》質《しつ》の開《かい》発《はつ》スピードがしだいに遅くなり、**薬《やく》剤《ざい》耐《たい》性《せい》菌《きん》の脅《きょう》威《い》が指摘されるようになったのは1980年代以降**です。米《べい》国《こく》疾《しっ》病《ぺい》管《かん》理《り》予《よ》防《ぼう》センター（CDC）は1995年に、抗《こう》生《せい》物《ぶっ》質《しつ》適《てき》正《せい》使《し》用《よう》を訴えるキャンペーンを開始しました。しかし、当時は薬剤耐性菌といえば病院の中のみの問題と考えられることも多く、取り組みは病院内にとどまることがほとんどでした。

21世紀に入ると、薬剤耐性菌がいよいよ大きな問題となり、動物や環境との関連も指摘されるようになりました。そのため病院内にとどまらず広く取り組む必要が出てきたのです。代表的な取り組みとしては**欧《おう》州《しゅう》疾《しっ》病《ぺい》予《よ》防《ぼう》管《かん》理《り》センター（ECDC）による欧《おう》州《しゅう》**

抗生物質デーの活動です。２００８年から毎年11月18日を啓発デーとして幅広いキャンペーンを開始したのです。この活動の注目度は高く、今では世界各国がこの時期にキャンペーンを行うようになっています。英国の公衆衛生局が中心となって作成した教育用ウェブサイト＊を各国語に翻訳して提供するなど、国際的な取り組みもヨーロッパ諸国でひと足早くはじまりました。

世界的に薬剤耐性菌が注目を浴びるようになったのは、世界保健機関（ＷＨＯ）が２０１１年に世界保健デーのテーマを薬剤耐性菌対策としたことがきっかけでした。２０１５年にはＷＨＯ総会で『薬剤耐性対策グローバル・アクション・プラン』を発表して世界的な取り組みを進める方針を明確にし、加盟各国に２年以内の行動計画（アクション・プラン）作成を求めま

＊ http://www.e-bug.eu/

した。WHOのアクションプランは、漫画でも説明していますが、5つの項目から構成されています（123ページ参照）。

①啓発・教育
②サーベイランス・モニタリング
③感染予防・管理
④抗生物質の適正使用
⑤研究開発

次に説明しますが、日本のアクションプランの①～⑤の項目は、WHOのアクションプランを参考に作成されています。この方針に基づき、日本を含めた世界各国がアクションプランを作成し、足並みをそろえて薬剤耐性対策を進めていくこととなりました。そして**WHOは2015年から「世界抗生物質啓発週間」という**

キャンペーンを始めました。これは**毎年11月18日を含む週を啓発週間**とし、これに合わせてさまざまな取り組みを行うものです。**現在は日本でもキャンペーンが行われています。**

このように薬剤耐性対策は日本だけでなく（日本における対策は次の項目で説明します）世界中の国々にとっても大きな課題となっています。また、現在は交通網の発達により、**国と国との往来が非常に容易**

表 世界におけるAMRに対する取り組み

1995年	米国疾病管理予防センター（CDC）による抗生物質適正使用を訴えるキャンペーンを開始
2008年	欧州疾病予防管理センター（ECDC）は毎年11月18日を欧州抗菌薬啓発デーと定める
2011年	WHO世界保健デーのテーマに「薬剤耐性菌対策」
2015年	WHO総会で薬剤耐性対策グローバル・アクションプランを発表 WHOは毎年11月18日を含む1週間を世界抗菌薬啓発週間と定める
2016年	厚生労働省がAMR対策アクションプランを発表

（AMR臨床リファレンスセンター：海外でのAMR対応より転載）

になっているため、国を越えて感染症が拡大しやすくなっています。そのため、国によって背景は違いますが、薬剤耐性対策について協力して取り組んでいく必要があります。

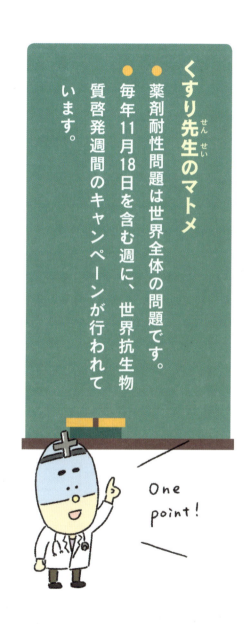

くすり先《せん》生《せい》のマトメ

- 薬剤耐性問題は世界全体の問題です。
- 毎年11月18日を含む週に、世界抗生物質啓発週間のキャンペーンが行われています。

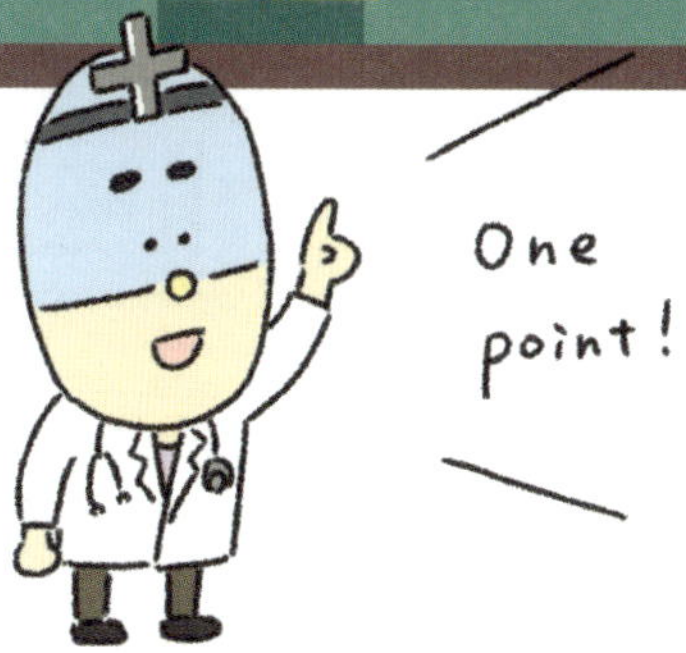

第十一話 日本における薬剤耐性への取り組み

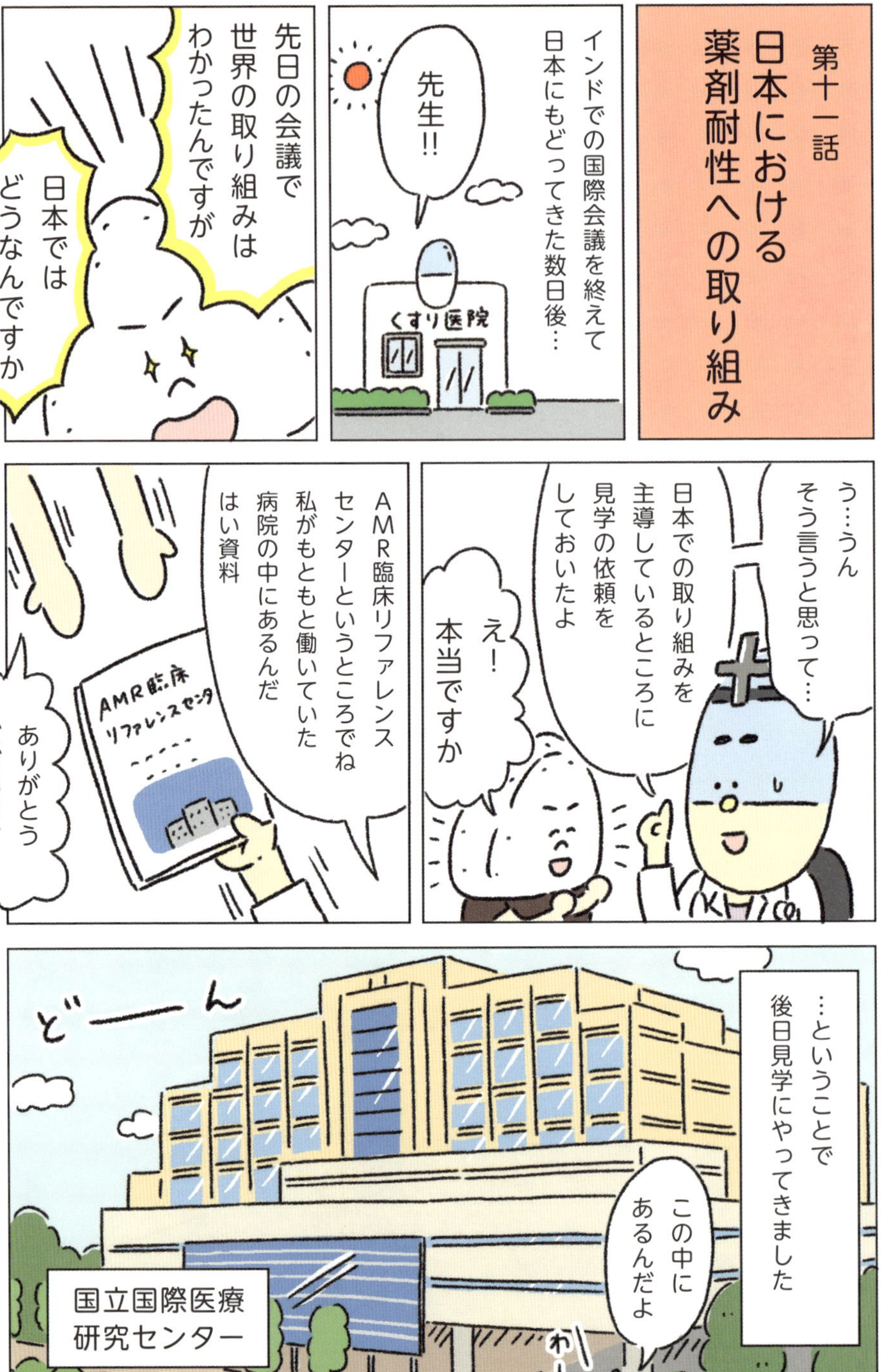

インドでの国際会議を終えて日本にもどってきた数日後…
先生!!
先日の会議で世界の取り組みはわかったんですが
日本ではどうなんですか
う…うん そう言うと思って…
日本での取り組みを主導しているところに見学の依頼をしておいたよ
え！本当ですか
AMR臨床リファレンスセンターというところでね 私がもともと働いていた病院の中にあるんだ はい資料
AMR臨床 リファレンスセンタ
ありがとうございます
…ということで後日見学にやってきました
どーーん
この中にあるんだよ
わーー
国立国際医療研究センター

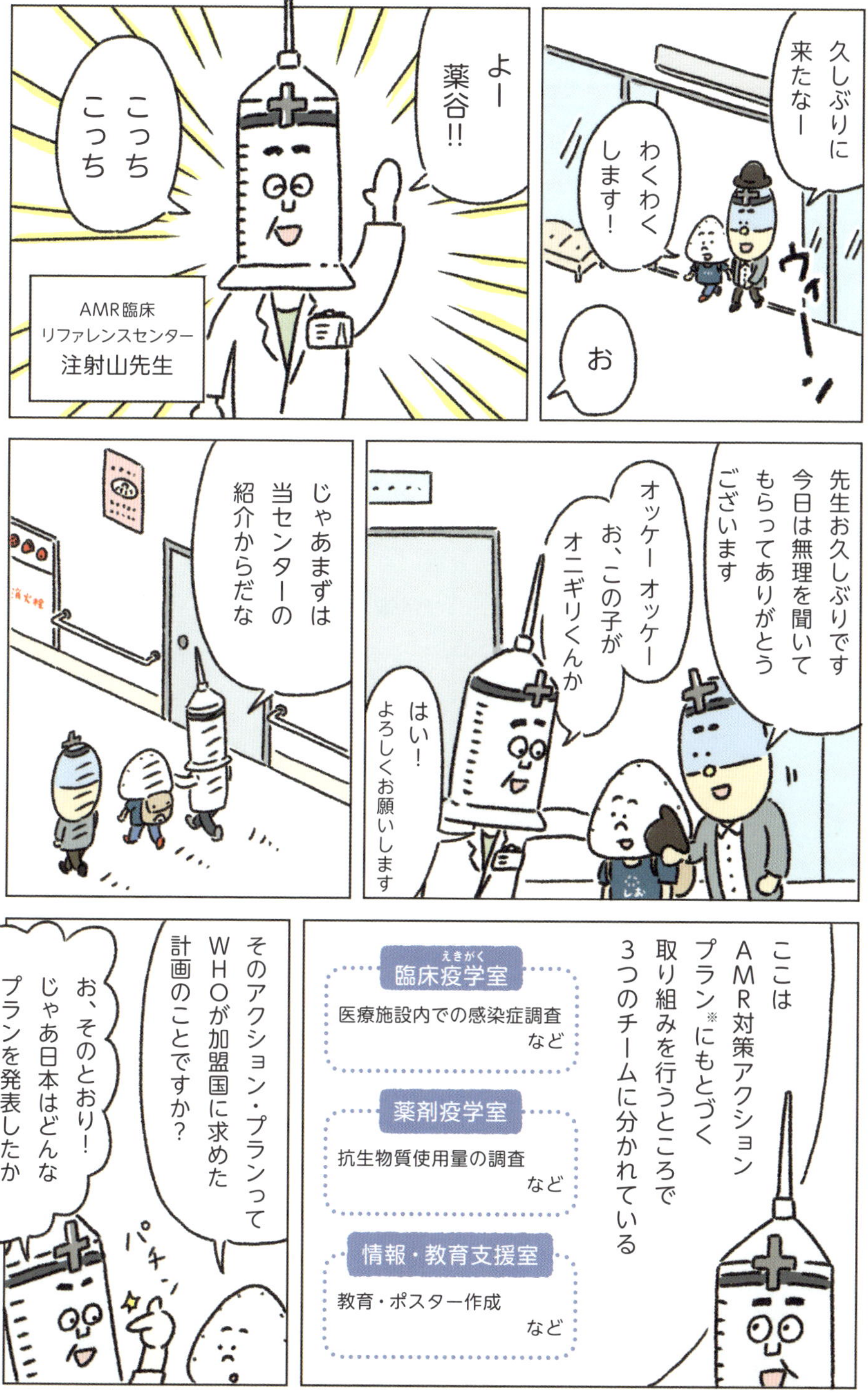

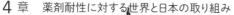

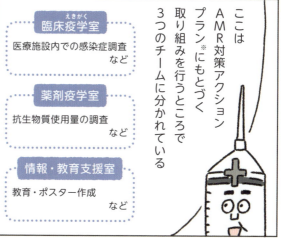

※ 2016年に厚生労働省が発表

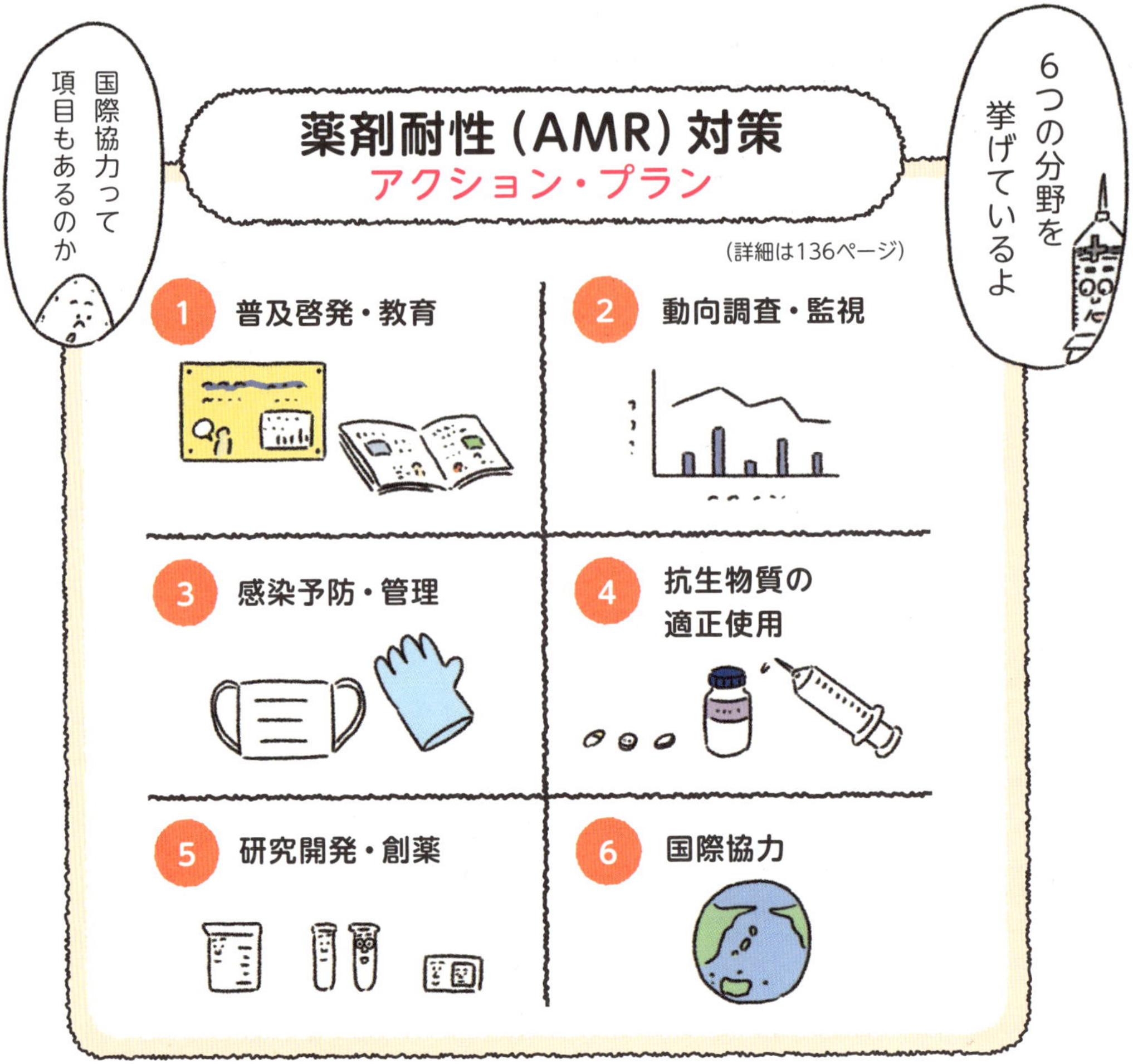

6つの分野を挙げているよ
国際協力って項目もあるのか
薬剤耐性（AMR）対策
アクション・プラン
（詳細は136ページ）
1 普及啓発・教育
2 動向調査・監視
3 感染予防・管理
4 抗生物質の適正使用
5 研究開発・創薬
6 国際協力

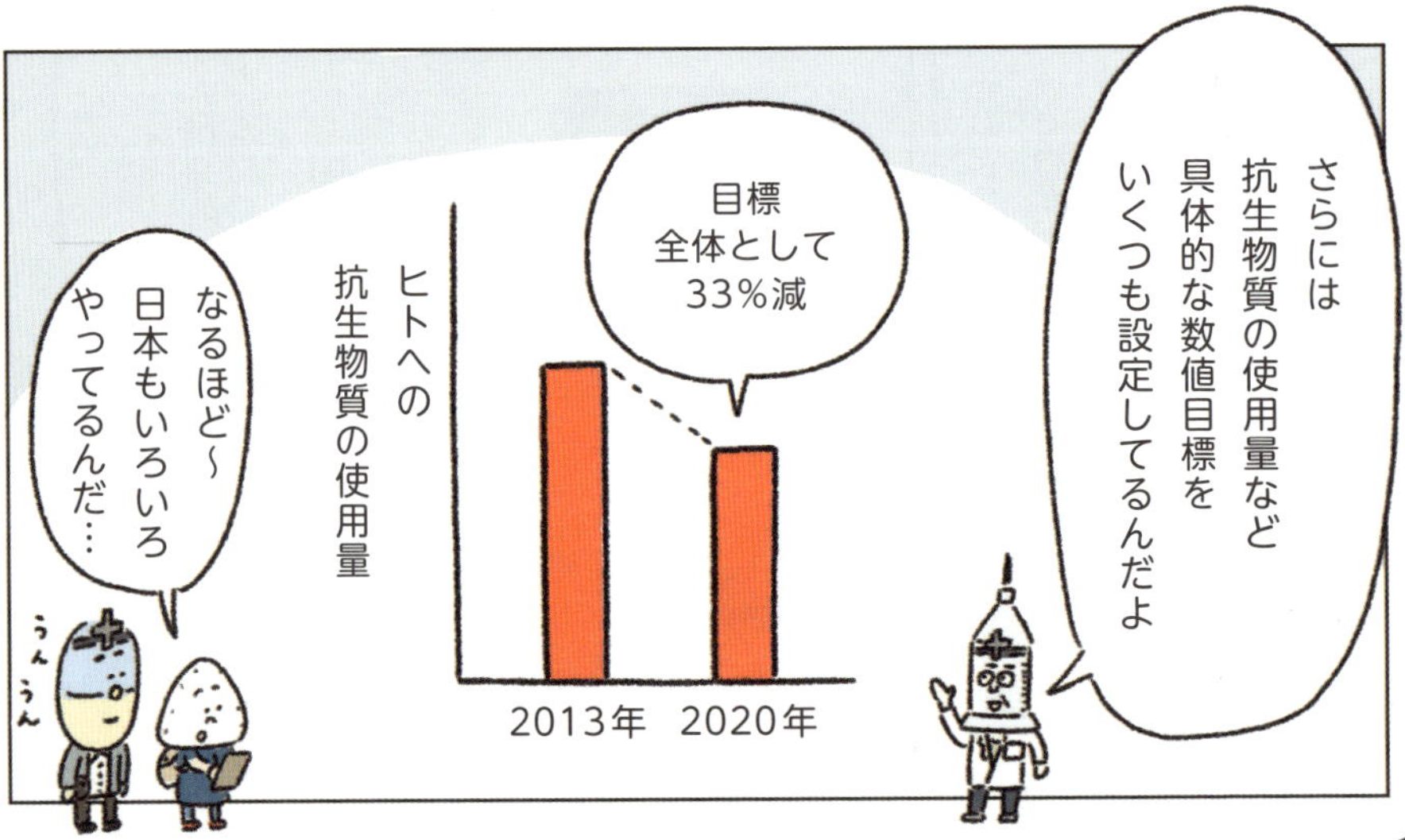

さらには抗生物質の使用量など具体的な数値目標をいくつも設定してるんだよ
目標
全体として
33％減
ヒトへの抗生物質の使用量
2013年
2020年
なるほど～日本もいろいろやってるんだ…
うんうん

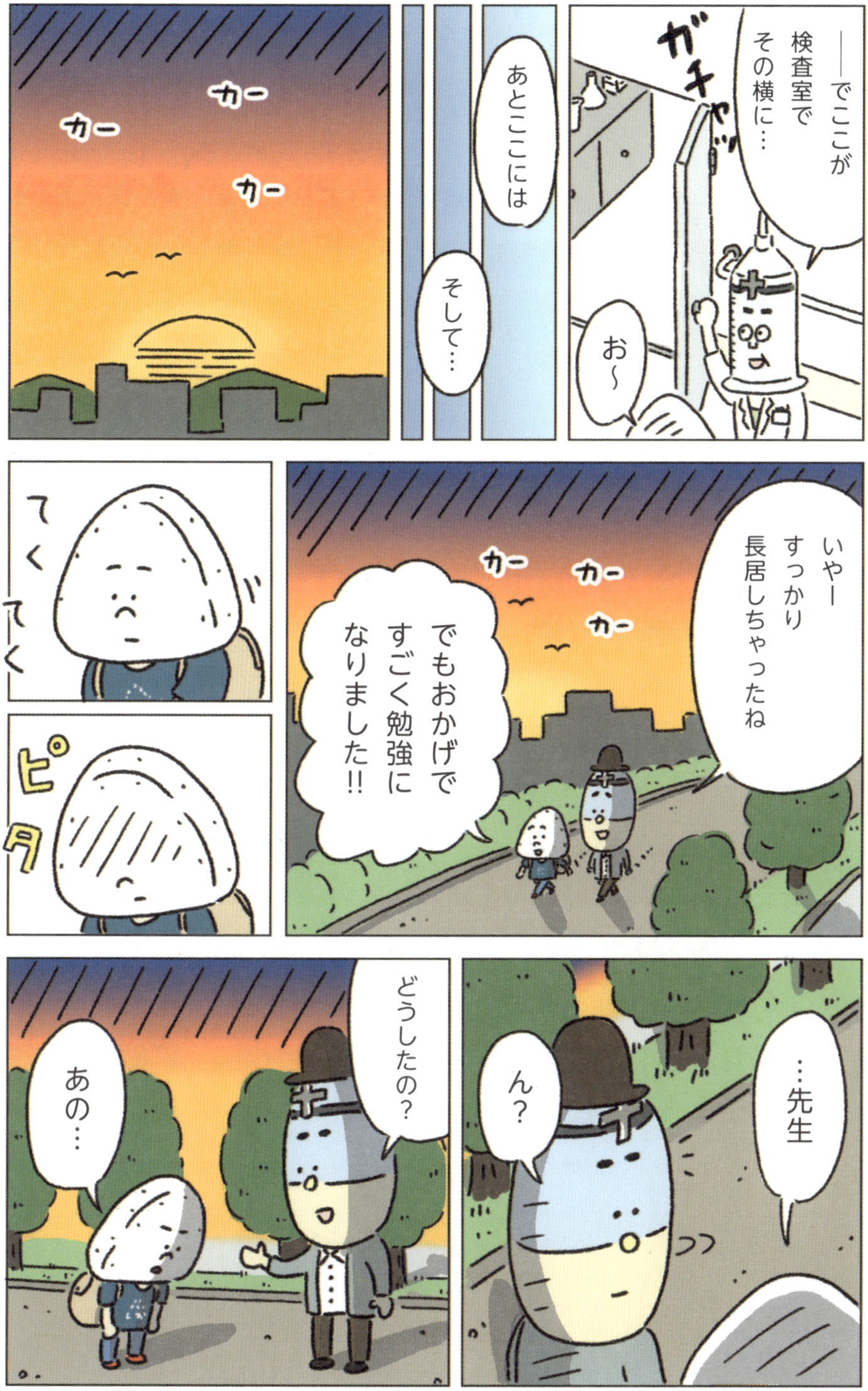
ガチャッ
——でここが検査室でその横に…
お〜
あとここには
そして…
カー
カー
カー
いやーすっかり長居しちゃったね
カー
カー
カー
でもおかげですごく勉強になりました!!
てくてく
ピタ
…先生
ん?
どうしたの?
あの…

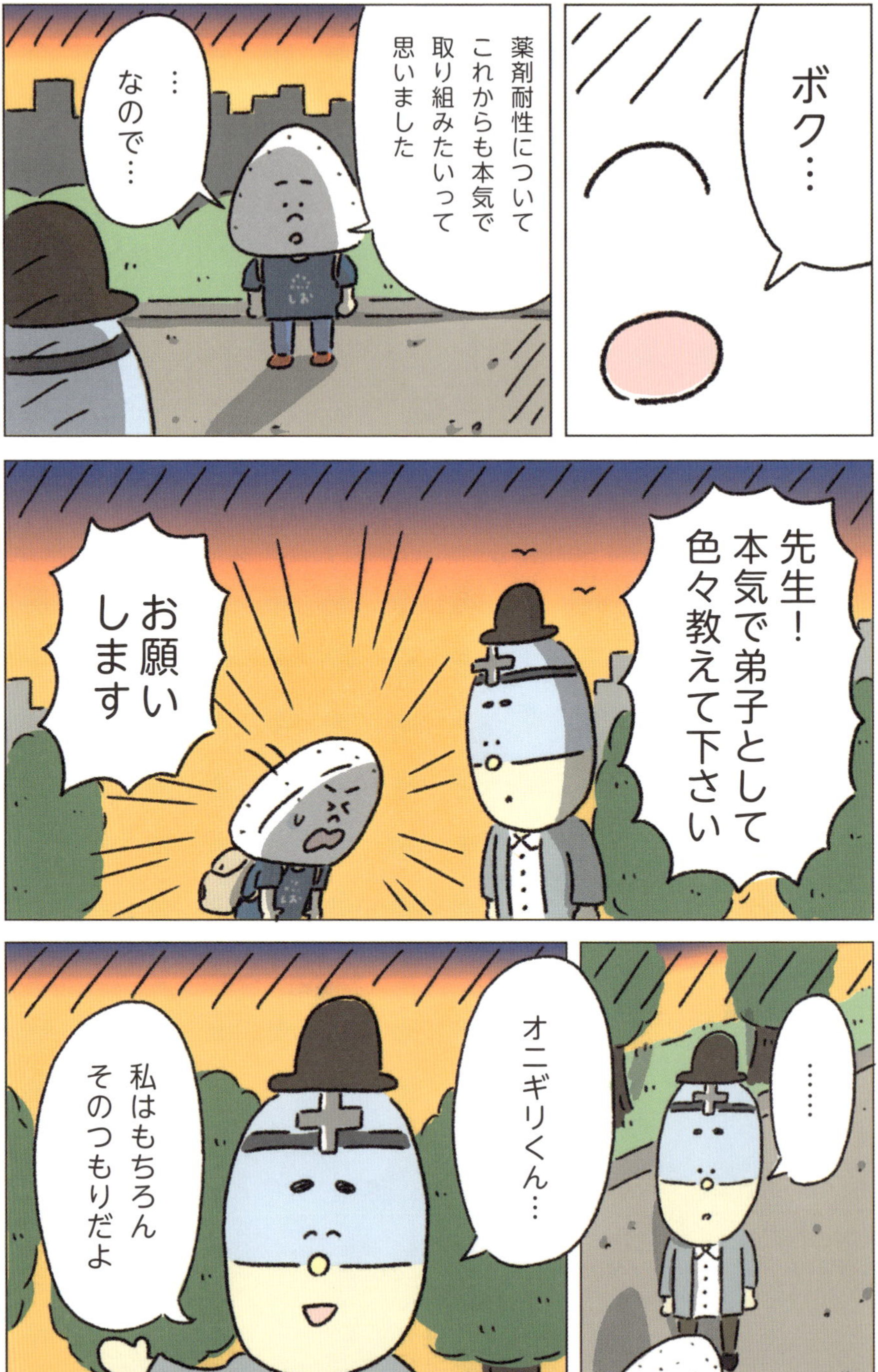
ボク…
…なので…
薬剤耐性について
これからも本気で
取り組みたいって
思いました
先生！
本気で弟子として
色々教えて下さい
お願い
します
……
オニギリくん…
私はもちろん
そのつもりだよ

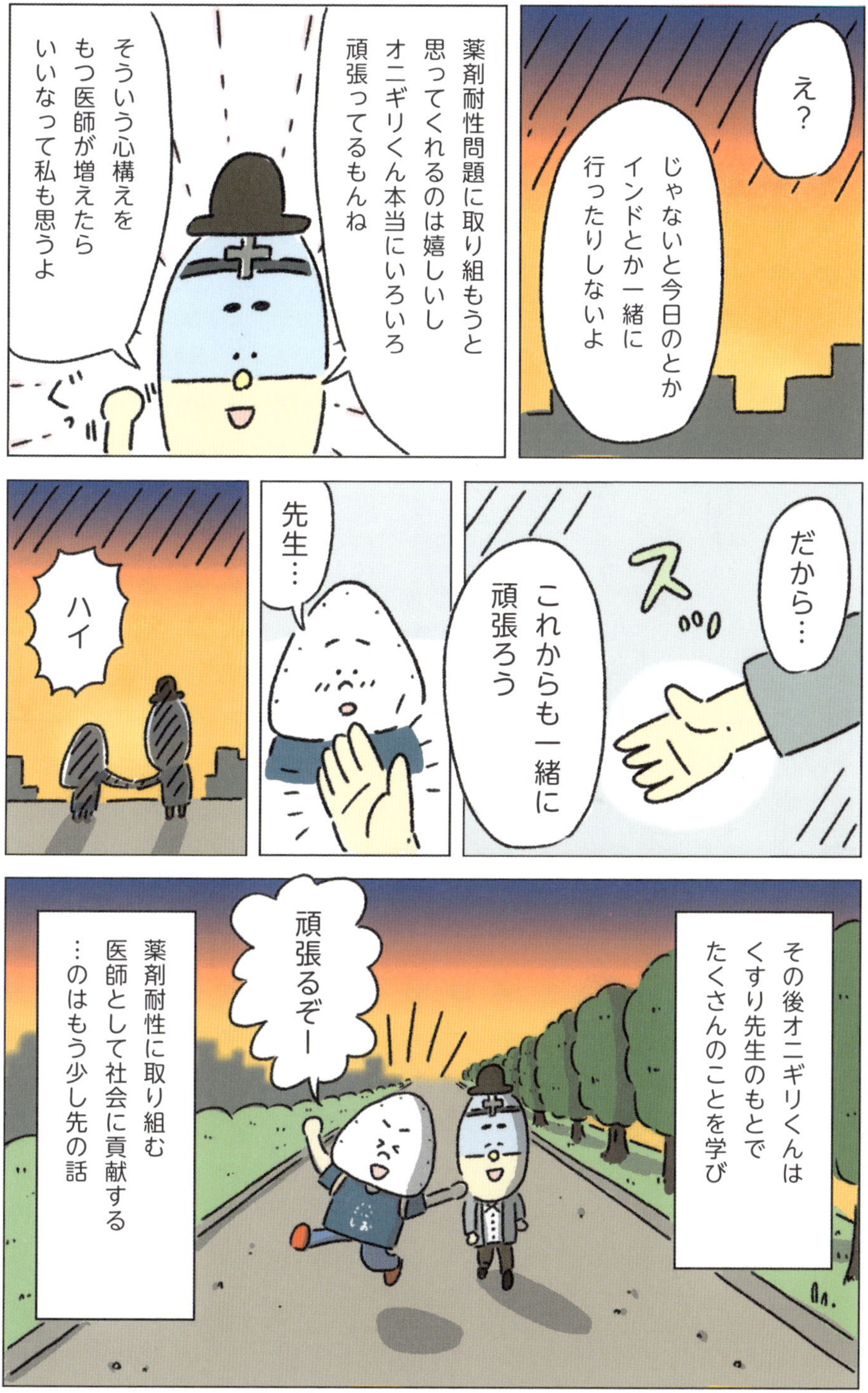
え？
じゃないと今日のとかインドとか一緒に行ったりしないよ
薬剤耐性問題に取り組もうと思ってくれるのは嬉しいしオニギリくん本当にいろいろ頑張ってるもんね
そういう心構えをもつ医師が増えたらいいなって私も思うよ
ぐっ
だから…
ス
これからも一緒に頑張ろう
先生…
ハイ
その後オニギリくんはくすり先生のもとでたくさんのことを学び
頑張るぞー
薬剤耐性に取り組む医師として社会に貢献する…のはもう少し先の話

日本における薬剤耐性への取り組み

これまでみてきたように、薬剤耐性菌は世界中で問題となっており、病院をはじめとした医療機関内でも、また医療機関の外の市中でも問題となっています。さらに、動物のもっている薬剤耐性菌が畜産物や農産物を介して人に広がったり、環境が汚染される場合もあることがわかってきました。

このような状況を踏まえて、WHOでは、2015年5月に「薬剤耐性に関するグローバル・アクション・プラン」が採択され、WHO加盟国に2年以内に自国でどのように薬剤耐性の対策を行うかを示した「アクションプラン」を策定するよう要請しました。

日本では、2016年4月に「薬剤耐性（AMR）対策アクションプラン　２０１６-２０２０」が取りまとめられました。そして２０１７年４月に、アクションプランに基づく取り組みを行う目的で、

①ＡＭＲ臨床リファレンスセンター
（国立国際医療研究センター内）

②薬剤耐性研究センター（国立感染症研究所内）

が設立されました。主に、前者はヒトの情報を、後者は細菌といった微生物の情報を扱います。

筆者が所属するＡＭＲ臨床リファレンスセンターは、さらに

①臨床疫学事業
②薬剤疫学事業
③情報・教育支援事業

の3つに分かれて活動しています。**臨床疫学事業**では、医療施設内での感染症や感染対策の調査を、**薬剤疫学事業**では、全国の抗生物質の使用量や販売量の調査を、**情報・教育支援事業**では、医療従事者の研修やガイドライン作成、国民向けの啓発資料作成などを行っています。また、3つの部門が協力して、国内における薬剤耐性菌のアウトブレイク（特定の期間、場所、集団に通常予想される数を超える症例が発生すること）発生時に医療機関や保健所の依頼で**アウトブレイク対策の実地支援**も行っています。

次に、日本の「薬剤耐性（AMR）対策アクションプラン 2016-2020」について説明します。漫画の中でも説明しているように、このアクションプランでは、薬剤耐性の発生を遅らせ、拡大を防ぐために、2016年からの5年間で取り組んでいくこととして、**表**の6つの項目を挙げています。**1〜5番目の項目はWHOのアクションプランを参考にして策定**されましたが、**6番目の「国際協力」は、日本独自の項目**になります。

日本のアクションプランには、2つの特徴があります。1つは、「ヒトの抗生物質の使用量を減らすこと」「主な

表 薬剤耐性(AMR)対策アクションプラン 2016-2020

1 普及啓発・教育	薬剤耐性に関する知識や理解を深め、専門職などへの教育・研修を推進
2 動向調査・監視	薬剤耐性および抗微生物薬(抗菌薬)の使用量を継続的に監視し、薬剤耐性の変化や拡大の予兆を適確に把握
3 感染予防・管理	適切な感染予防・管理の実践により、薬剤耐性微生物の拡大を阻止
4 抗微生物剤の適正使用	医療、畜水産などの分野における抗微生物剤の適正な使用を推進
5 研究開発・創薬	薬剤耐性の研究や、薬剤耐性微生物に対する予防・診断・治療手段を確保するための研究開発を推進
6 国際協力	国際的視野で多分野と協働し、薬剤耐性対策を推進

(AMR臨床リファレンスセンター:アクションプランより引用)

細菌の薬剤耐性率を下げること」に関する**具体的な数値目標が設定されている**ことです。例えば、**ヒトの抗生物質の日本全体の使用量を２０１３年と比較して２０２０年には33％に減少させることが目標**となっています。２つめの特徴は、**ワンヘルス・アプローチ**について記載がされている点になります（さらに興味がある読者の方は、巻末にアクションプランのリンクを記載していますのでご覧ください）。

私たちは、本アクションプランに基づき効果的な対策を推進することにより、薬剤耐性の発生をできる限り抑えるとともに、薬剤耐性菌による感染症のまん延を防止し、**薬剤耐性に起因する感染症による疾病負荷のない世界の実現**を目指します。

くすり先《せん》生《せい》のマトメ

- ２０１６年４月に「薬剤耐性（ＡＭＲ）対策アクションプラン ２０１６-２０２０」が取りまとめられました。
- アクションプランに基づく取り組みを行う目的で、ＡＭＲ臨床リファレンスセンターと薬剤耐性研究センターが設立されました。

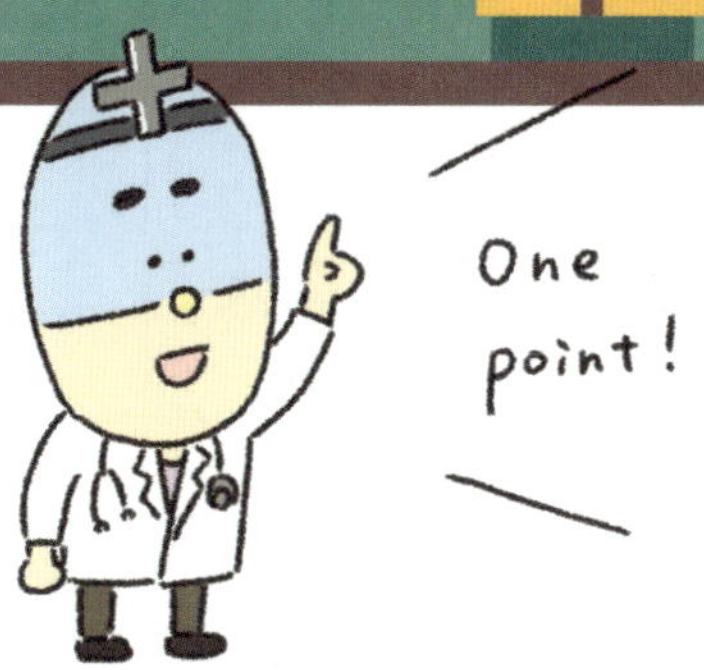

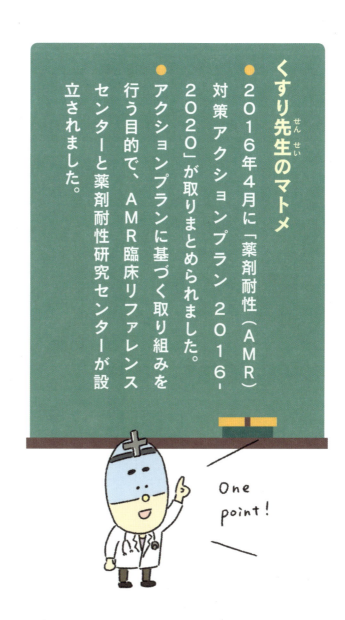

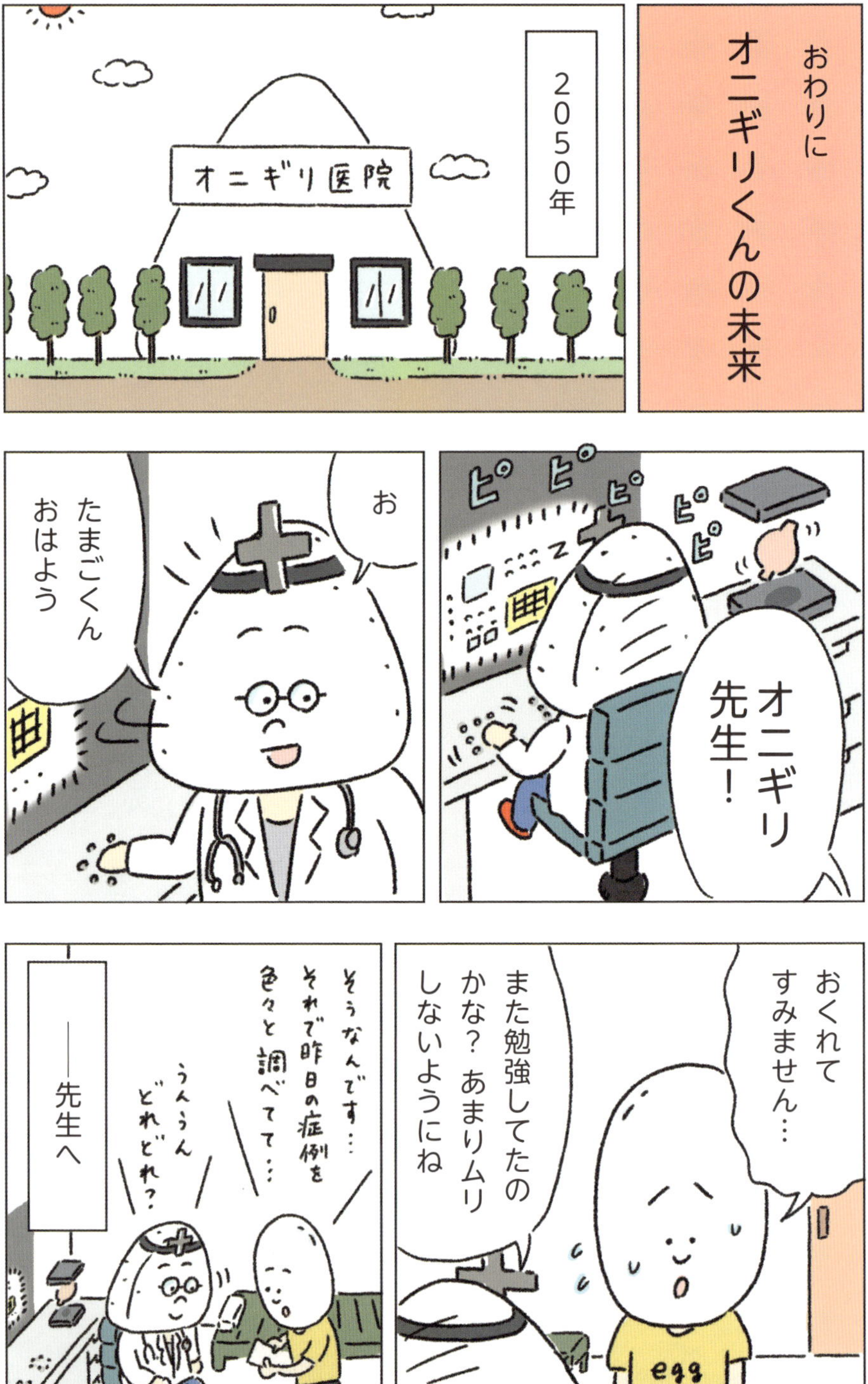
おわりに
オニギリくんの未来
2050年
オニギリ医院
ピ ピ ピ ピ ピ
オニギリ先生!
お
たまごくん おはよう
おくれてすみません…
また勉強してたのかな? あまりムリしないようにね
そうなんです… それで昨日の症例を色々と調べてて…
うんうん どれどれ?
――先生へ
egg

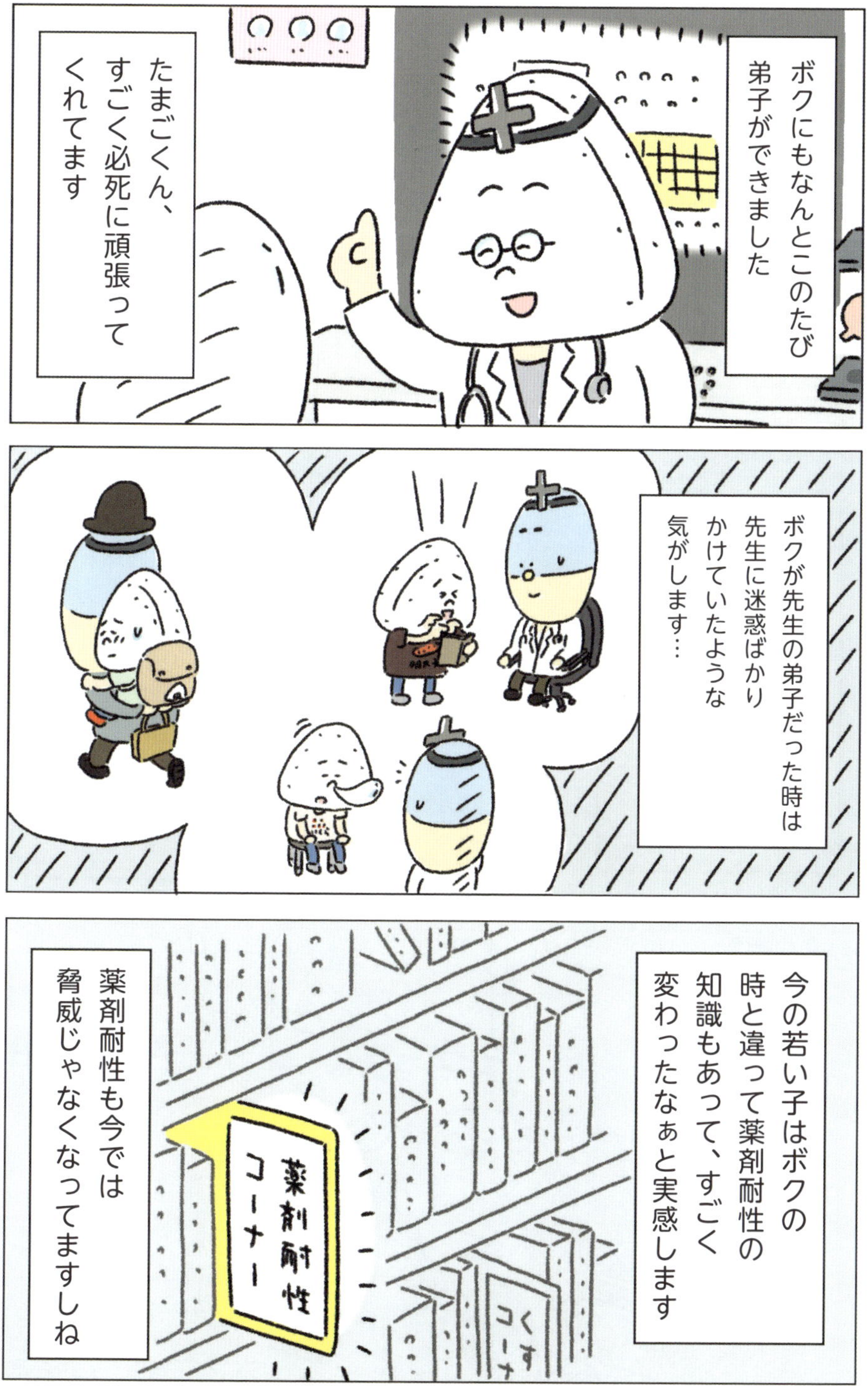
ボクにもなんとこのたび
弟子ができました
たまごくん、
すごく必死に頑張って
くれてます
ボクが先生の弟子だった時は
先生に迷惑ばかり
かけていたような
気がします…
今の若い子はボクの
時と違って薬剤耐性の
知識もあって、すごく
変わったなぁと実感します
薬剤耐性コーナー
薬剤耐性も今では
脅威じゃなくなってますしね

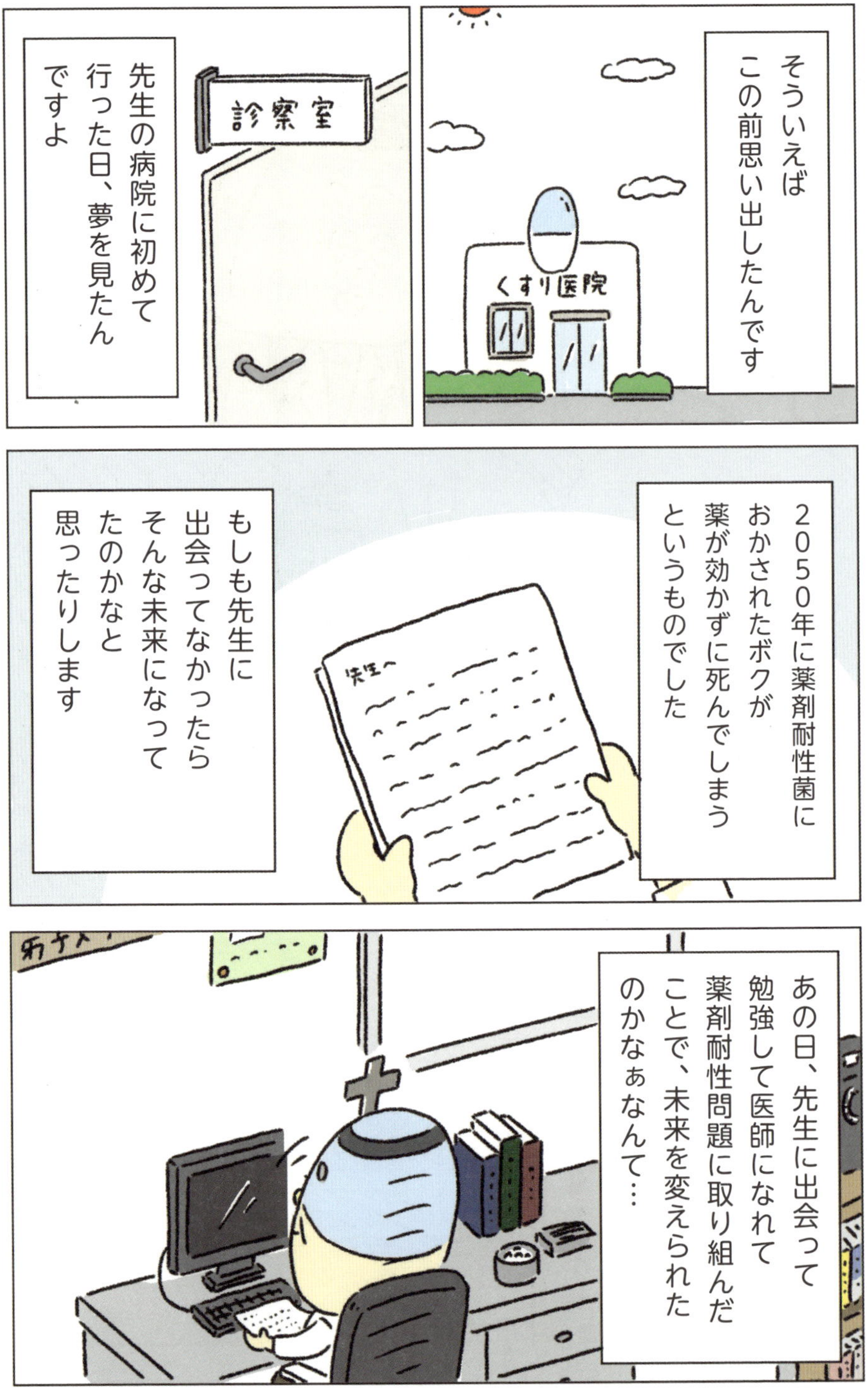
そういえば
この前思い出したんです
くすり医院
先生の病院に初めて行った日、夢を見たんですよ
診察室
2050年に薬剤耐性菌におかされたボクが薬が効かずに死んでしまうというものでした
先生へ
もしも先生に出会ってなかったらそんな未来になってたのかなと思ったりします
あの日、先生に出会って勉強して医師になれて薬剤耐性問題に取り組んだことで、未来を変えられたのかなぁなんて…

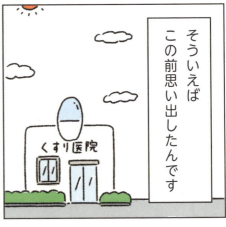

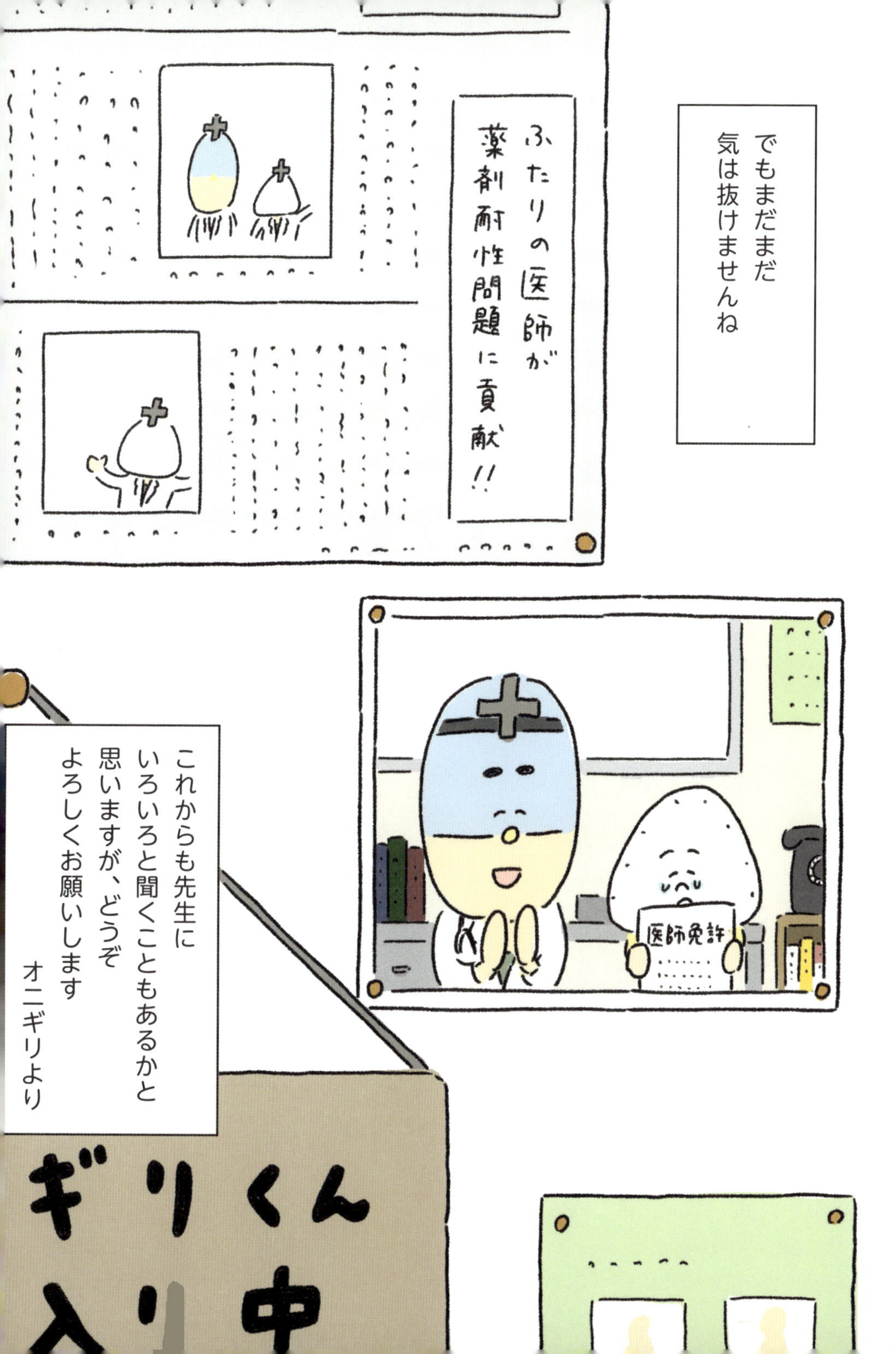
でもまだまだ気は抜けませんね
ふたりの医師が薬剤耐性問題に貢献!!
医師免許
これからも先生にいろいろと聞くこともあるかと思いますが、どうぞよろしくお願いします
オニギリより
ギリくん入り中

あとがき

この書籍の漫画を担当しました理系イラストレーターのうえたに夫婦です。もともと化粧品メーカーの研究員だった夫と、理系じゃない妻のリアル夫婦ユニットとして活動しています。

さて、本書籍のテーマは「薬剤耐性問題」ですが、この漫画を描くまで私は「ニュースなどで耳にしたことがあるかも?」程度で、ほとんど知りませんでした。

ですが、共同著者である石金先生にお会いし、この問題の説明を聞くうちに
「こんなにやばい未来が待っているかもしれないのに、自分のようにこの問題自体知らない人が多いよなきっと…」
と感じ、それと同時に
「この問題のことを多くの人に知ってもらいたい」
と強く思いました。

テーマとして少し難しく感じるかもしれないので、漫画の雰囲気はできるだけ柔らかくして親しみやすいものにしたいと考えました。その結果できたキャラクターが、オニギリくんやくすり先生です。このふたりが掛け合いをすることで楽しい漫画にできたかなぁと思っています。描いていくうちにオニギリくんの成長物語のような仕上がりになりましたが…。

薬剤耐性問題は漫画にあったように、何も対策をせずに放っておくと2050年には、この問題による死者数ががんによる死者数を上回るといわれています。本当にそんな未来がくるとなると…。

まだまだ想像できないかもしれませんが、自分が感染症を発症してしまったときに

「薬がもう効かないので治せません」

と言われたら…。

もしくは、（感染症とは関係ない病気で）手術すれば治ると思っていたのに

「この病気、手術すれば治るけど、手術が原因で感染症にかかってしまっ

た場合そっちが治せないので、手術はできません」

と言われたら…。

私はそう考えると、自分にも関係あることなんだと思えました。

感染症にならなければいいんでしょ。ていうか今までなったことないし。

大きい病気もしたことないし、自分は健康で元気だから大丈夫。

そう思ってしまう人も多いのではないでしょうか。私もそういう気持ちが少なからず最初はありました。けど、いつ自分がこの薬剤耐性問題に関わる病気になるか、わかりません。


個人でできることは沢山あります。

この書籍が未来を考えるきっかけになり、薬剤耐性問題への行動につながることを願っています。

うえたに夫婦

おわりに

　薬剤耐性は、世界で初めての抗生物質であるペニシリンを発見したフレミングが、1945年のノーベル生理学・医学賞受賞講演で、警鐘を鳴らした古い課題です。しかし、約70年間、十分に対策されず、現在になり大きな問題となっています。未来を変えるためには、医療従事者、一般市民（患者）の一人一人の意識改革、行動変容、協力が必要です。自分たちの未来は自分たちで変えるしかありません。本書がきっかけとなり、医療従事者であれば抗生物質を処方するときに、患者であれば病院を受診するときに、その抗生物質が本当に必要であるか、少し立ち止まって考えてみてもらえると嬉しく思います。そして、第二、第三のオニギリくん、たまご君が誕生することを願っています。

　本書が、日本の、世界の薬剤耐性対策の一助となること願って。

国立国際医療研究センター　国際感染症センター
総合感染症科／AMR臨床リファレンスセンター

石金 正裕

参考文献

- 国際的に脅威となる感染症対策関係閣僚会議：薬剤耐性(AMR)対策アクションプラン2016-2020, 2016. Available at：〈https://www.mhlw.go.jp/file/06-Seisakujouhou-10900000-Kenkoukyoku/0000120769.pdf〉
- World Health Organization：Global action plan on antimicrobial resistance, 2015.
- 厚生労働省健康局結核感染症課：抗微生物薬適正使用の手引き 第一版, 2017.
- Muraki Y, et al：Infection, 41：415-423, 2013.
- European Centre for Disease Prevention and Control：Antimicrobial resistance surveillance in Europe 2012, 2013.
- Review on Antimicrobial Resistance：Antimicrobial Resistance：Tackling a crisis for health and wealth of nations, 2014.
- US CDC：Antibiotic Resistance Threats in the United States, 2013.
- 下島優香子ほか：東京都健康安全研究センター研究年報, 62：145-150, 2011.
- 国立国際医療研究センター AMR臨床リファレンスセンター, Webpage URL〈http://amr.ncgm.go.jp/〉〈http://amrcrc.ncgm.go.jp/index.html〉
- 国立感染症研究所：薬剤耐性研究センター(AMR研究センター), Webpage URL〈https://www.niid.go.jp/niid/ja/from-amrc.html〉

石金 正裕

2007年佐賀大学医学部卒。沖縄県立北部病院にて初期研修後、聖路加国際病院で内科・感染症、国立国際医療研究センター病院でHIV/AIDS診療を学ぶ。2014年より国立感染症研究所 実地疫学専門家養成コース（Field Epidemiology Training Programme：FETP）に在籍し感染症疫学に出会い、国内外のアウトブレイク対応を行う。FETP在籍中はWHO西太平洋事務局（Western Pacific Regional Office：WPRO）で感染症危機管理にも従事。2016年より現職。現職では、WHO協力センターとしてWPRO域内の新興再興感染症の臨床マネージメントや感染管理活動にも従事。

うえたに夫婦

奈良県出身・神奈川県在住。

化粧品メーカー資生堂の元研究員の夫と理系ではない妻の夫婦で活動しているユニット。オリジナルキャラクター「ビーカーくんとそのなかまたち」のグッズ製作・販売をはじめ、理系の知識を活かして「理系イラストレーター」としても活動中。

主な著書に「ビーカーくんとそのなかまたち」「ビーカーくんのゆかいな科学実験」（誠文堂新光社）、「ビーカーくんと放課後の理科室」（仮説社）、「ピカピカヒーローせっけんくん」（PHP研究所）、「ザ☆単位の漫画」（大和書房）、「中学理科がちゃっかり学べるゆる4コマ教室」（学研プラス）、「なぜなぜ？かいけつルーぺくん」（パイインターナショナル）などがある。


twitterで随時情報発信中　@uetanihuhu

まだ変えられる！
くすりがきかない未来
知っておきたい薬剤耐性（AMR）のはなし

2019年 8月 5日　1版1刷

著　者
石金正裕《いしかねまさひろ》　うえたに夫婦《ふうふ》

発行者
株式会社 南山堂　代表者 鈴木幹太
〒113-0034　東京都文京区湯島4-1-11
TEL 代表 03-5689-7850　www.nanzando.com

ISBN 978-4-525-00241-1　定価（本体1,800円＋税）

A0024110101-A

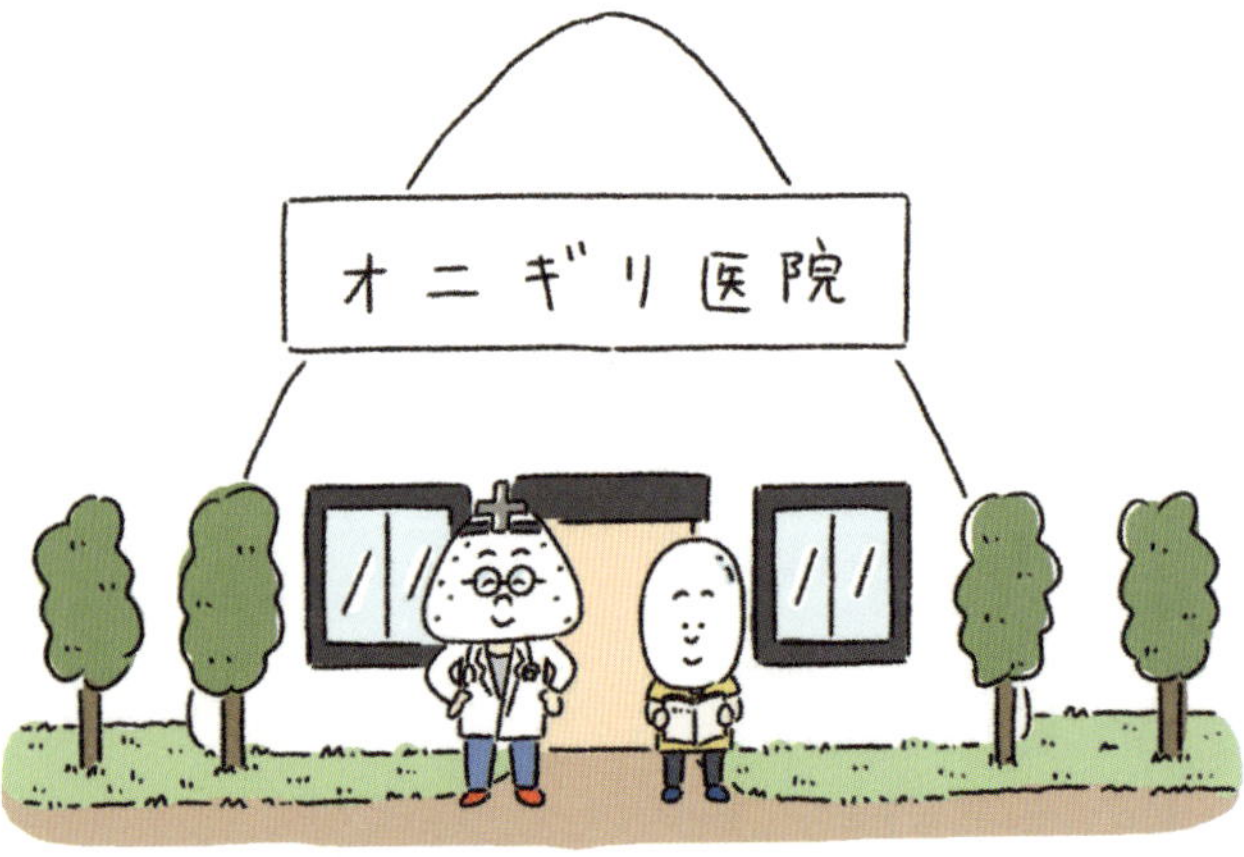
オニギリ医院